Aceite Virgen De Coco

La Medicina Milagrosa de Nuestra Naturaleza

Dr. Bruce Fife

PB Piccadilly Books, Ltd.
Colorado Springs, CO

Se han hecho esfuerzos para asegurarse que la información contenida en este libro sea completa y fiel. Sin embargo, ni el editorial ni el autor prestan consejos o servicios profesionales al lector. Las ideas, los procedimientos, y las sugerencias en este libro no se dan con la intención de sustituir ninguna consulta a su médico. Cualquier asunto respecto a su salud requiere supervisión médica. Ni el autor tanto como el editorial será culpable o responsable por cualquier pérdida o daño surgido de cualquier información o sugerencia en este libro.

Piccadilly Books, Ltd.
P.O. Box 25203
Colorado Springs, CO 80936, USA
info@piccadillybooks.com
www.piccadillybooks.com

Library of Congress Cataloging-in-Publication Data
Fife, Bruce, 1952-
    Virgin coconut oil: nature's miracle medicine / Bruce Fife.
        p.cm.
    Summary:"Describes many of the health benefits of virgin coconut oil"—
Provided by Publisher.
    Includes bibliographical references.

ISBN 10: 1-936709-24-4
ISBN-13: 978-1-936709-24-3 (Spanish Edition)

1. Coconut oil—Health aspects—Popular Works. 2. Fatty acids in human nutrition—Popular Works. I. Title.
QP752.F35F55 2006
612.3'97—dc22

2006030938

Publicado en EE.UU.

Contenido

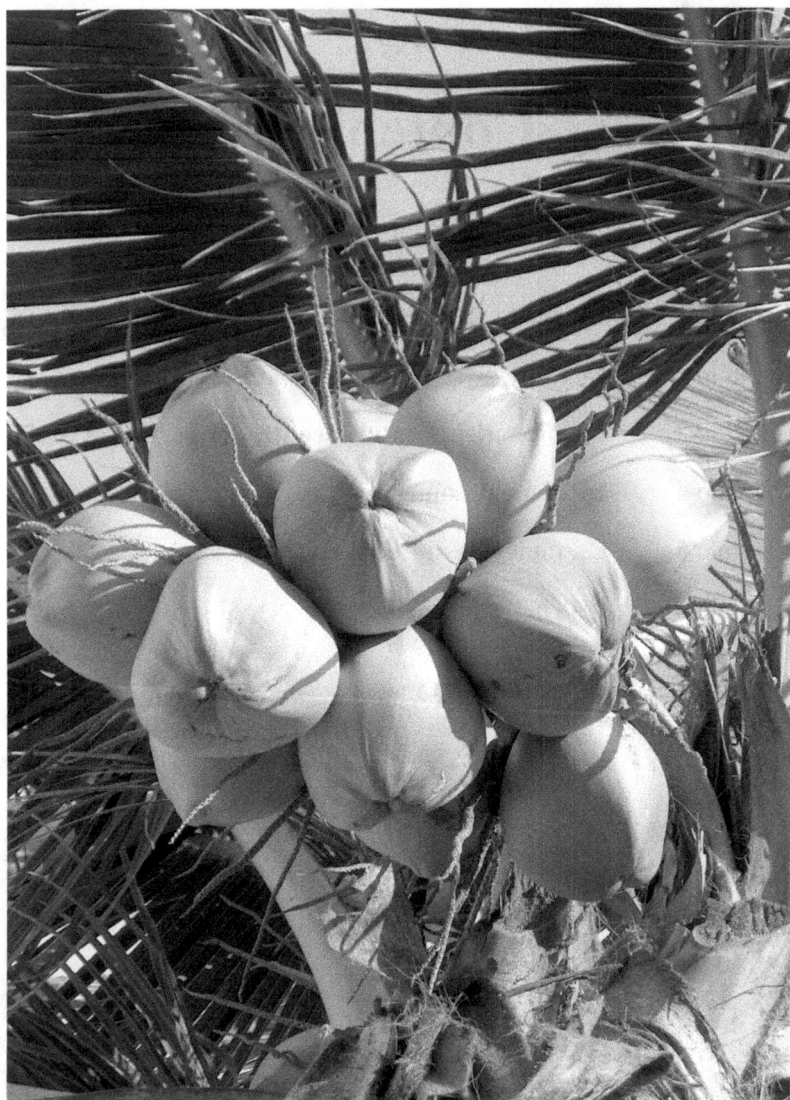

Un Aceite Milagroso

El auditorio estaba completamente lleno. "¿Dónde está?" Todos susurraban mientras daban un vistazo en el salón. "¿No ha llegado Toni?" alguien preguntaba. Toni era un invitado especial y orador en el simposio llamado "Cómo cura el coco", llevado a cabo en la ciudad de Manila, en las filipinas. Cientos de entusiasmados del coco asistían, incluyendo médicos, científicos, y oficiales del gobierno. También estuvo presente uno de los doctores de Toni, el doctor Conrado Dayrit, un profesor de farmacología de la Universidad de las filipinas y un ex presidente de la Academia Nacional de Ciencias y Tecnología. Como verán, Toni es un sobreviviente del sida. El asistió el simposio para compartir su increíble historia de su regreso de la muerte.

"No tienen ni idea de lo difícil que es tener una enfermedad que otros creen ser repugnante," le decía a la audiencia, "yo había querido encerrarme en mi cuarto y simplemente esperar mi hora de muerte."

Toni fue infectado con el VIH mientras trabajaba en el Oriente Medio hace unos cuantos años. Cuando regresó a su hogar en las filipinas recibió el diagnóstico positivo del sida. Hasta entonces Toni estaba terrible. Estaba bajando de peso, tenía ataques de vómito y de diarrea, acompañado de fiebre y de una tos persistente. Infecciones secundarias le cubrían por completo el cuerpo. Tenía neumonía, candidiasis oral, y un síndrome crónico de fatiga. Estaba tan agotado que con mucho esfuerzo salía de su propia cama. Su piel estaba cubierta con infecciones desde la punta de su cabeza hasta las plantas de sus pies. Por todos lados su piel se pelaba, se quebraba, y sangraba.

Su cabello se le caía a montón; se veía tan mal que usaba una peluca para esconder la calva y las aftas de su cuero cabelludo. Los doctores no le daban mucho tiempo para vivir. "Me sentía como una vela que ya parpadeaba y se acababa," nos decía.

Incapaz de comprar los medicamentos necesarios, pidió ayuda al Departamento de Salud. De allí fue referido al doctor Conrado Dayrit. El doctor Dayrit había participado en un estudio de sida crítico unos cuantos años atrás. En este estudio, a los pacientes infectados por el VIH se les daba lo equivalente de 3.5 cucharones de aceite de coco cada día. Puesto que los pacientes no podían pagar por los medicamentos, no recibieron ningún tratamiento adicional. Tres meses más tarde, 60 por ciento de los pacientes mostraron indicios de haber mejorado, una indicación, sin duda, de que el tratamiento de aceite de coco estaba funcionando. Normalmente, sin ningún tratamiento, aquellos infectados del VIH gradualmente empeoran. A pesar del número de experimentos de laboratorio que habían mostrado anteriormente que el aceite de coco posee propiedades antivirales que pueden eliminar el VIH, este fue el primer estudio clínico que lo comprobó.

El Doctor Dayrit le ordenó a Toni tomar 6 cucharones de aceite de coco diario y de aplicarse aceite adicional sobre las partes infectadas de su piel. Durante los próximos cuántos meses cuando regresaba a la clínica para sus chequeos el personal médico se asombraba de su mejoría. No podían creer que se estaba mejorando más con el aceite de coco que con cualquier otro medicamento antiviral.

Yo conocí a Toni por primera vez en la conferencia. Yo también era uno de los oradores. Era menos de nueve meses desde que Toni había comenzado su terapia de aceite de coco. En este tiempo su piel se había aclarado por completo. Su cabello había regresado, así que ya no necesitaba su peluca. Todas sus infecciones secundarias habían desaparecido. Recuperó su energía y su vida. No se notaba al verlo que solo unos cuantos meses atrás estaba a punto de morirse de sida.

Ahora, puede que Toni nunca llegue a estar libre del virus de sida por completo. Probablemente lo tenga de por vida, pero con uso constante del aceite de coco él podrá vivir una vida relativamente normal y podrá disfrutar un nivel de salud muy similar al de los demás.

Menos de nueve meses después de comenzar la terapia de aceite de coco, Toni se presentó enfrente del público para contar su historia por primera vez. "El virus del VIH no ha sido curable hasta ahora," él dijo. "Los antirretrovirales no pueden controlar la infección, es por eso que muchos de mis amigos murieron. Los doctores no pueden decir cuánto más viviré. Cuando recibí la diagnosis, mis doctores me dijeron que no viviría tres meses. Bien, heme aquí. Todavía sigo de pie."

En las filipinas el aceite de coco se conoce como "toda una farmacia en una botella" porque este simple aceite se puede usar para tantos casos. Es excelente para cocinar y se puede usar para freír y para hornear. Se les recomienda para aquellos que tienen problemas con la digestión o con la vesícula biliar porque es tan fácil de digerir. Mejora la salud del tracto digestivo y es útil para tratar condiciones asociadas con el síndrome del colon irritable como la enfermedad del Crohn y la colitis. Ayuda a absorber las vitaminas y los minerales y, por tanto se recomienda para los tratamientos para la malnutrición y para ciertas deficiencias nutricionales. Posee propiedades potentes para combatir el cáncer. Ayuda a balancear el azúcar de la sangre y puede asistir en reversar muchos síntomas asociados con la diabetes y con la hipoglucemia Es una grasa de muy baja caloría que ayuda a bajar de peso y a mantenerlo. Típicamente sirve como una crema hidratante y rejuvenece. Quizás las características más increíbles del aceite de coco son las antibacterianas, las antivirales, y las propiedades que combaten el hongo. Por eso Toni pudo eliminar toda su bacteria, todo su virus y todas sus infecciones de hongo secundarias y redujo la cantidad del VIH. Por estas razones el aceite de coco es conocido como el "aceite más saludable en la tierra."

El aceite de coco es único

El aceite de coco no siempre ha tenido una buena reputación. Por muchos años el aceite fue considerado como una de las peores grasas disponibles. Por cierto, hoy hay mucha gente mal informada que cree que el aceite de coco es una grasa saturada que "bloquea las arterias."

Sobre el curso de las últimas cuantas décadas las grasas saturadas en general han sido escrudiñadas por causa de la tendencia que tienen de aumentar el nivel de colesterol en la sangre. *Cualquier* grasa saturada se consideraba ser dañina y todas eran condenadas por los medios de comunicación y por los profesionales de la asistencia médica. El aceite de coco con todo y grasa saturada fue ciegamente criticado al igual que otros. De lo que muchos, incluyendo a varios profesionales de la asistencia médica, no se daban cuenta es que hay varios tipos de diferentes grasas saturadas. Cada una de estas causan un efecto diferente en el cuerpo humano, unos aumentan el nivel de colesterol, otros no, y algunos, como los que hay en el aceite de coco nos protegen de la cardiopatía. No fue hasta muy poco que los profesionales de la asistencia médica se dieron cuenta de las diferencias entre las diferentes grasas saturadas.

El tipo de grasa saturada en el aceite de coco es único. No es como las otras grasas que se encuentran en las carnes o aun en los aceites de verdura. El aceite de coco está compuesto de un grupo especial de moléculas de grasa conocidas como ácidos grasos de cadena mediana (AGCM). La mayoría de las otras grasas en nuestras dietas, tanto saturadas como no, se componen de ácidos grasos de cadena larga (AGCL). La diferencia más grande entre los ácidos de cadena mediana y los de cadena larga es el tamaño de la molécula. Como se lo podrán imaginar, los ácidos grasos de cadena mediana son más cortos o más pequeños que los de cadena larga. El tamaño de las moléculas es extremadamente importante porque nuestros cuerpos responden y procesan cada grasa de diferente manera, dependiendo en su tamaño. Por tanto, los efectos de las cadenas medianas del aceite de coco son muy distintos a los de las cadenas largas, las cuales se encuentran en una dieta común. El ácido de cadena mediana es lo que distingue el aceite de coco de los demás y también es lo que le da sus propiedades curativas.

La Prueba

Al principio, algunos han sido escépticos a la idea que el aceite de coco tiene todos los beneficios mencionados. Se puede comprobar cada declaración con estudios médicos que han sido publicados. He escrito varios libros sobre el coco y en éstos he incluido cientos de referencias a unos estudios, los cuales pueden revisar por sí mismos.

Aunque doy referencia a varios estudios en este libro mi meta no es abrumarlos con pruebas científicas sino simplemente presentarles la realidad.

Puesto que este libro fue escrito para ser una introducción a los aspectos saludables del aceite de coco, he reservado información técnica a un mínimo y me he enfocado más en los casos historiales y en experiencias personales. La verdadera medida del valor de un producto no se encuentra en un laboratorio, pero en qué tan bien funciona en le vida real. Es bueno tener estudios, pero las historias de casos actuales revelan lo que sucede en la vida real a la gente en el mundo real. En este libro se encontrarán dichos ejemplos.

Si buscan la ciencia y la química del aceite de coco favor de visitar mi página de sitio www.coconutresearchcenter.org, o mejor, lean mis otros libros sobre el coco (vean las páginas 91-93). Éstas presentan la ciencia del aceite de coco en términos simples para que aún los que tengan muy poca formación científica puedan entenderla fácilmente.

Si buscan prueba del valor del aceite de coco todo lo que tienen que hacer es probarlo. Podrán comprobarlo simplemente usándolo. La razón principal por la cual está creciendo rápidamente en popularidad el aceite de coco es ¡porque funciona! Si no funcionara llegaría a su fin y nadie la usaría. Pero la popularidad del aceite de coco está creciendo muy rápido a través del mundo. Permítanme compartirles algunos testimonios de un par de usuarios satisfechos.

Yo comencé a usar el aceite de coco hace seis semanas y estoy encantado con los resultados. Estoy especialmente feliz con este "descubrimiento" porque yo crecí usando el aceite de coco toda mi vida-soy nativa de Guyana, Sudamérica, y siempre se nos ha dicho, "un coco al día mantiene al doctor lejos." No obstante, como muchos otros me creí la mentira de que este aceite milagroso no era saludable. ¡Hoy en día estoy muy entusiasmada y quiero compartirlo con todo el mundo!
Sharon Maas

Aquellos que comienzan a usar el aceite de coco regularmente empiezan a notar una mejoría y unos cambios en muchos aspectos de su salud como los notó el siguiente individuo.

Soy un profesional de la asistencia médica y por tanto no es sorprendente que estuve desconcertado al ver libros dedicados al aceite de coco. Hasta que yo mismo empecé a tener problemas médicos. Los niveles de mis tiroides fluctuaban, pero nunca lo suficiente para poder ser tratados por doctores de la alopatía. Me sentía horrible. Mi pelo se me estaba cayendo, mi piel estaba tan seca y me daba tanta comezón y se estriaba, mi colesterol y mi peso subían lentamente cada mes. Además, mis compañeros de trabajo se asombraban de cómo podía funcionar mientras estaba enfermo y tomando antibióticos constantemente. Era un desastre y aun muy joven.

Investigué un poco por mi parte y siempre llegaba a la misma conclusión: el aceite de coco. Luego encontré su página en la red (Centro de Investigación de Coco) y por fin me convencí al ver los diarios académicos presentados. Me pregunté "¿qué puedo perder?" Esto es lo que sucedió después de tomar el aceite de coco por varios meses:

1) Dejé de subir de peso, y empiezo a bajar porque ya no se me antojan ni las golosinas ni los carbohidratos simples y ahora tengo un gran aumento de energía la cual me permite estar más activo.

2) Bajó mi colesterol. El nivel de mis Lipoproteínas de Alta Densidad subió (desde los 30 hasta casi a los 60).

3) ¡Mi piel es hermosa! Antes era rosácea pero ahora es suave y tengo muy buen cutis. Mis piernas se sienten como si fuera un joven y son muy suaves. Hasta me pongo el aceite de coco sobre mis piernas como crema hidratante. Me encanta sentir mis piernas, es como si haya hecho un descubrimiento. No puedo creer que a mi edad mi piel pueda ser tan suave y flexible. ¡Es casi como tener una escena retrospectiva de mi juventud!

4) Ya no me siento hinchado; mi estómago no se dilata y mis pies ya no me duelen cada noche por no caber en mis zapatos.

5) Me siento mucho más lleno de energía, como si fuera diez años más joven.

6) Mi pelo es bello y sedoso y ya no se me cae.

7) Ya casi nunca me enfermo. Cuando mis hijos o yo nos empezamos a sentir un poco mal, tomamos un poco más del aceite de coco. Nos mejoramos dentro de un día.

8) Mi hija nació con un caso extremo de eczema, tenía una comezón constante que hasta tenía manchas y costras por todo su cuerpo hasta en su cabelludo. He gastado cientos de dólares en prescripciones de cremas de esteroides muy caros, las cuales después de unos años, dejaron de funcionar. Mi doctor se rió de mí cuando le mencioné del aceite de coco. La prueba está en el hecho que la piel de mi hija ahora es bella e intachable, sin granos ni picas, solo tiene una piel bella como de bebé. A pesar que no le gusta el sabor del aceite de coco en su comida se la come cuando le recuerdo de sus problemas de piel. (También es de buen peso ahora).

9) Ya no hay levaduras.

10) Las heridas se curan mucho más rápido cuando se le aplica el aceite de coco. Es casi como magia.

11) Los niveles de mi HST han bajado hasta el nivel normal (ni siquiera hipotiroideos de sub-clínica). ¡Caramba! ¡Por primera vez en seis años¡

Pasé mucho tiempo sin notar estos cambios (varios meses). Al principio subí de peso y la situación me deprimió. Me mantuve firme. Los cambios de salud han sido extraordinarios. Simplemente extraordinarios. El aceite de coco ha cambiado mi vida. La única parte triste de todo esto es cuando se lo menciono a mis colegas o a mis amigos, aun veo miradas glaseadas desinteresadas e incrédulas, o caras de horror negándose a oírme más.

El Aceite Virgen de Coco

El enfoque de este libro es el aceite virgen de coco. ¿Qué es el aceite virgen de coco? y ¿cómo es diferente a las otras formas del aceite de coco? Simplemente hay dos tipos de aceite de coco: el aceite virgen de coco (APC) y el aceite de coco refinado, blanqueado y desodorizado (RBD). La diferencia entre los dos está en la manera en que son procesados.

El término "virgen" se usa para implicar que el aceite es puro y que no ha sido adulterado, prácticamente como fue creado, con el proceso más mínimo posible. El aceite virgen de coco es extractado de cocos muy frescos. Para evitar contaminación o baja calidad, se usan solo cocos de alta calidad y muy frescos. Generalmente se involucra muy

11

poco calor y cuando es posible no se usa y absolutamente no químicos. El aceite se mantiene lo más posible en la manera que fue hecho con todos sus nutrientes intactos. Como consecuencia, el aceite virgen de coco mantiene un aroma y un sabor leve. Como el aceite es extractado de la carne blanca (sin color) del coco, el aceite virgen de buena calidad no tiene color. Ésta se considera la forma del aceite de la calidad más alta y de la forma más saludable. El aceite virgen que ha sido calentado a temperaturas excesivas, como algunos lo son, tendrán una apariencia un poco amarilla y quizás un sabor más fuerte.

El aceite (RBD), como lo implica su nombre, ha pasado por un refinamiento, un blanqueamiento, y un desodorante extensivo. Diferente al aceite virgen, el aceite RBD es hecho de *la copra*. La copra es el coco seco. La calidad del coco que se usa para hacer la copra varía. Fresca o vieja, dañada o no, las nueces se usan. Los cocos se parten y su carne se seca, usualmente por el sol, aunque se pueden usar hornos. Los cocos partidos se exponen a los elementos por días o aún semanas antes de continuar el proceso. Por consecuencia, la copra contiene una buena cantidad de bacteria y de molde. Durante el proceso de refinamiento el aceite se esteriliza y los contaminantes se eliminan. A veces los agentes químicos se usan para extractar la cantidad más alta de aceite de la carne y para quitar todos los contaminantes. Durante el proceso se le quita todo al aceite incluyendo su color, su sabor, y su olor. El resultado es un aceite sin color, sin sabor y sin olor.

El aceite RBD varía en grado de pureza. Un aceite que ha sido completamente refinado, blanqueado, y desodorizado no tendrá ni color, ni sabor ni olor. Un aceite RBD de menos calidad puede que tenga un tinte amarillezco y un poco de sabor. Los aceites que son aun menos refinados tendrán un tinte más oscuro y un sabor más fuerte. El sabor no será como el de un coco fresco o como el de un aceite virgen. Tendrá un sabor químico o moho. El tinte amarillezco y un sabor leve. Los aceites que son aun menos refinados serán un poco más amarillos y tendrán un sabor más fuerte. El sabor no será el de un coco fresco ni de un aceite virgen de coco. Va a tener un sabor de químicos. El color amarillo es por el residuo de los contaminantes que no fueron quitados o del uso excesivo del calor durante el tratamiento. Éste es el grado más bajo de aceite y se usa a menudo en jabones y lociones para el cuerpo. A veces se vende como aceite de cocina. No es dañino comerse, pero no sabe tan bien como los otros grados. Tanto el aceite virgen como el RBD contienen (AGCM) los cuales hacen al aceite único y beneficial. Se puede encontrar el mismo beneficio tanto en el aceite RBD como en el aceite virgen de coco. El aceite de coco virgen, sin embargo, tiene un beneficio más. Puesto que ha tenido menos tratamiento ha retenido la mayoría de los pitos nutrientes que se encuentran naturalmente en el aceite de coco crudo no procesado. Esto incluye antioxidantes y pito esteroles los cuales tienen propiedades anti cáncer, protectoras del corazón, y otros beneficios para la salud. Estos pitos nutrientes han perdido el aceite RBD durante el proceso.

El aceite virgen de coco se considera un alimento de alta calidad. Éste tiene un sabor tan agradable que se puede comer a cucharadas. Se puede usar en la cocina y para preparar comida sin dejar un sabor de coco muy fuerte. El aceite virgen de coco no debe tener un sabor fuerte. Si lo tiene es por haber tenido un proceso malo o puede tenga un nivel muy bajo de RBD. Los aceites de calidad más alta no tienen color pero sí tienen un aroma leve con un sabor agradable.

Además del color y del sabor otra manera de identificar un aceite de coco de mala calidad o que se está haciendo rancio es por la manera que se siente en la garganta. El aceite de mala calidad produce una sensación leve ardiente o irritante en la garganta. Esta sensación se nota más cuando se toma solo y no con comida. El aceite de coco virgen no deja esta sensación.

Una de las características de todo tipo de aceite de coco sea virgen o no es su alto punto de fusión. El aceite de coco se derrite a los 76 grados Fahrenheit (24° C). A más de esta temperatura se convierte en un líquido transparente. A menos de ella se solidifica y se transforma en un sólido blanco. La primera impresión es que el aceite se ha echado a perder o que algo más está mal. No es así. Ésta es solo una de las características del aceite. Se puede usar de las dos formas. Todo aceite tiene un punto de fusión. Si se pone la mantequilla en el refrigerador se vuelve sólido. Pero si se saca en un día caluroso se derrite. De la misma manera, el aceite de oliva se convierte en sólido en el refrigerador, pero en una temperatura ambiente se mantiene líquido.

Generalmente se vende el aceite de coco virgen en botellas, similar a los demás aceites para cocinar. A causa de que los aceites se solidifican en temperaturas frescas. Además de usar el aceite de coco virgen para cocinar y hornear mucha gente lo toman como un suplemente diario. Generalmente lo tomas a cucharadas. Un aceite de coco virgen de buena calidad sabe rico y a la mayoría de la gente no les molesta tomárselo así. Si no pueden con el sabor del aceite entonces probablemente están tomando un aceite de mala calidad y deberían cambiar de marca.

❦

Capítulo 2

El aceite de coco es bueno para el corazón

El temor más grande que tiene la gente al tomar el aceite de coco es la idea que tiene que es malo para el corazón. Asegúrese de que el aceite de coco no le lastimará su corazón. Cuando viajo a las regiones que van creciendo y hablo con la gente, me cuentan cómo sus padres y abuelos han comido cocos y aceite de coco todos los días y llegaron a vivir a una edad avanzada sin ninguna enfermedad del corazón. Los estudios lo han confirmado. Las investigaciones nos muestran que las personas que usan el aceite de coco como la forma principal de grasa en sus dietas tienen un nivel mínimo de enfermedades del corazón. De hecho, aquellas personas que comen más aceite de coco tienen el nivel más bajo de enfermedades del corazón en el mundo.

Por ejemplo, en una encuesta de fallecimientos causadas por enfermedades del corazón de 36 países el más bajo fue las Filipinas.[1] Los países incluidos en la encuesta fueron la mayoría de aquellos en Europa y Norte América y muchos en Latinoamérica y Asia. Las Filipinas es el único país que consume coco en la lista. Las Filipinas es el país fabricante y consumidor más grande de la lista. En la misma encuesta Rusia tuvo la mayoría de los fallecimientos; 1.802 personas por cada 100.000. Japón le siguió a Las Filipinas

---

1. Fife, B *Coconut Cures: Preventing and Treating Common Health Problems with Coconut,* Colorado Springs, CO: Piccadilly Books, 2005.

15

con 548 personas por cada 100.000. Los japoneses son famosos por su buena salud y longevidad, sin embargo en las Filipinas hubieron solo 120 muertes por cada 100.000 – ¡más de 4.5 veces *menos* que en Japón! Los Estado Unidos aún con los Sistemas de salud más avanzados y con los gastos médicos más altos del mundo tiene un número 7 veces más alto que las Filipinas. Si realmente el aceite de coco es tan malo para el corazón como dicen, entonces ¿por qué hay menos problemas del corazón en países donde se consume más el coco?

La mayoría de los países del mundo han adoptado la medicina, las dietas, y recomendaciones del oeste. Aún la mayoría de los países en regiones del mundo donde crece el coco se han alejado del uso de su aceite debido al temor a la grasa saturada. Mientras estos países cambian su uso de aceite del de coco a aceites vegetales procesados y margarinas el número de problemas del corazón *siguen subiendo*, y no bajan como esperaban. Por eso, los problemas del corazón siguen subiendo por todo el mundo. Los estudios muestran que las poblaciones que continúan usando el aceite de coco como el modo principal de grasa tienen una *ausencia total de las enfermedades del corazón.*[2,3,4] Así es. En aquellas áreas del mundo donde la gente cuenta mucho con el aceite de coco, los problemas del corazón prácticamente no existen. Los investigadores han descubierto que la gente de estas poblaciones vive hasta los 90 años y libres de ninguna señal de problemas del corazón.[5] Parece que no solo el aceite de coco no es malo para la salud, sino que también protege de los problemas del corazón.

2. Lindeberg, S., et al. Cardiovascular risk factors in a Melanesian population apparently free from stroke and ischaemic heart disease; the Kitava study. *J Intern Med* 1994;236:331-340.
3. Mendis, S. Coronary heart disease and coronary risk profile in a primitive population. *Trop Geogr Med* 1991;43:199-202.
4. Prior, I.A.M. et al Cholesterol, coconuts, and diet in Polynesian atolls: a natural experiment: the Pukapuka and Tokelau Island studies. *Am J Clin Nutr* 1981;34:1552.
5. Lindeberg, S. and Lundh, B.A. Apparent absence of stroke and ischaemic heart disease in a traditional Milanesian island: a clinical study in Kitava. *J Intern Med* 1993;233:269-275.

El Colesterol Bueno y el Malo

Hay diferentes tipos de colesterol circulando en nuestra sangre. En general, se conocen como el colesterol "bueno" y el "malo". El colesterol malo, conocido como *el colesterol LDL, saca su mala fama por el simple hecho que transporta el colesterol por todo el cuerpo. Por lo tanto, lleva el colesterol que tiene el potencial de atascarse en las arterias y de coagularlas.* El *colesterol HDL* se conoce como el buen colesterol porque regresa el colesterol al hígado para ser reprocesado y posiblemente eliminado del cuerpo. Se cree que el colesterol HDL nos protege de los problemas del corazón y lo más que tenemos mejor. Entonces, un nivel alto de HDL, las tazas de colesterol reducen el riesgo de los problemas cardiacos.

Cuando se habla del colesterol de la sangre generalmente se habla de *todo* el colesterol. Cuando se mide todo el colesterol se incluye el colesterol LDL (el malo) y el colesterol HDL (el bueno) entonces no se sabe cuánto se tiene de cada uno. La persona común tiene una medida total de aproximadamente 200 mg/dl. Por muchos años las medidas mayores de ésta se consideraban altas y las medidas menores que ésta se consideraban bajas, y así se identificaban los riesgos altos y bajos de problemas del corazón. Un problema muy grande de este método era que no funcionaba muy bien. Casi la mitad de toda la gente que muere de paros cardiacos tiene un nivel normal o más bajo.

La Proporción del Colesterol

Un indicador más certero de los riesgos de los problemas del corazón es *la proporción del colesterol* (el total del colesterol/HDL). La proporción del colesterol toma en cuenta la cantidad de HDL (el colesterol bueno) que hay y de esa manera se identifica de mejor manera los riesgos del corazón.

Los investigadores han determinado que un promedio de colesterol se considera normal. Un promedio mayor de 5.0 indica un aumento de riesgo de problemas cardiacos. Un promedio de 3.2 o menos se considera óptimo o el riesgo más bajo.

A pesar de que se ha comprobado que el colesterol total es la manera más fidedigna para identificar riesgos cardiacos, es el modo que

17

la gente aún usa más seguido para analizar la sangre. El énfasis sobre el colesterol total es perpetuado por la industria farmacéutica como un modo de vender las drogas que reducen el colesterol. Por esa razón hay mucha confusión acerca de los valores del colesterol. Veamos un ejemplo. Si su nivel de colesterol es 240 mg/dl, éste se consideraría alto porque pasa de 200. Se le diría que tiene un alto riesgo de problemas cardiacos. Sin embargo, si el nivel del colesterol HDL (el bueno) fuera 75 mg/dl, su proporción sería 3.2. Esta proporción es óptima tiene el nivel más bajo de riesgo. Como las proporciones de colesterol son los mejores indicadores de problemas cardiacos, aunque el nivel total sea alto, el riesgo es muy bajo.

Lo opuesto también puede ser cierto, puede que tenga un nivel de 180 mg/dl, esto indica un nivel muy bajo de riesgo. No obstante, si el nivel de HDL fuera solo de 32 mg/dl, la proporción sería 5.6 mg/dl, la cual es parte de ¡la categoría de *alto riesgo*! Entonces, una persona con un total bajo de colesterol puede que esté en alto riesgo. Se necesita saber la proporción del colesterol para saber si realmente se está en verdadero riesgo. Así se explica la razón por la cual tanta gente muere de problemas cardiacos aún teniendo un nivel muy bajo de colesterol y por qué la gente con niveles muy altos vive sin experimentar problemas del corazón.

Hoy en día hay gente que tiene un nivel alto de colesterol con proporciones altas y también hay gente con niveles bajos con proporciones bajas. Mi punto es éste, si uno solo se fija en el total del nivel de colesterol, como la mayoría de la gente lo hace, se puede llegar a una conclusión equivocada en cuando a los problemas cardiacos. Para juzgar correctamente los problemas del corazón usando el nivel de colesterol, uno se debe enfocar en las proporciones y no sólo en el total.

El aceite de coco y el colesterol

Una de las mis concepciones más grandes sobre el aceite de coco es que es alto en colesterol. Esto es completamente falso. El aceite de coco no contiene absolutamente nada de colesterol. El colesterol sólo se encuentra en la grasa de animal. El aceite de coco viene de la planta y por supuesto que está libre de colesterol.

Otra mis concepción es que el aceite de coco eleva el nivel de colesterol en la sangre y que por eso contribuye a los problemas del corazón. La idea que toda clase de grasa saturada eleva el nivel de colesterol es una sobre simplificación asquerosa. No todas las grasas saturadas elevan el nivel de colesterol. A pesar que el AGCM en el aceite de coco es saturado es beneficial e incluyo protege contra los problemas del corazón.

El aceite de coco *no* tiene efectos malignos para los noveles de colesterol. Vuelva a leer la última oración porque es muy importante que lo entienda bien. El aceite de coco es bueno para el corazón, más aún que cualquier otra grasa alimenticia.

Cuando se agrega el aceite de coco a cualquier dieta los efectos al colesterol varían de un individuo a otro. Alguna gente nota muy poco cambio cuando otros experimentas cambios dramáticos como se ven en los siguientes ejemplos:

Yo me preocupaba que *los efectos del aceite virgen de coco elevarían mis niveles de colesterol. Después de tomarlo por un mes - 2 cucharadas al día - y después de una evaluación de mis lípidos, no hubo cambio en estos valores. Se mantuvieron iguales tal como fue indicado en una prueba de sangre que tuve hace un año. La prueba está en blanco y negro (los resultados del laboratorio).*
Ray L

Le interesaría saber que desde que empecé a tomar el aceite hace dos años y medio mi colesterol ha bajado de un nivel peligroso, mis triglicéridos han bajado, ya he dejado de tomar pastillas para el corazón (ahora 113 sobre 73), he bajado 24 kgm (53 lbs.), y me está regresando el pelo y también el color de mi piel. Mi esposa ha perdido 24 kgm y mi hija 14 kgm (31 lbs.).
RJ

Acabo de regresar de la clínica y mi nivel de colesterol bajo de 260 a 180. Mi doctor está tan feliz. He estado yendo con ella por 15 años y temía cada vez que me hacían una prueba de sangre y siempre era lo miso – me regañaba.

Por años usaba el aceite de oliva pero empecé a usar el aceite de coco para cocinar (de vez en cuando el aceite de oliva). También hacía mi propia versión de postres de coco usando el aceite de coco y cacao con coco rallado, vainilla, crema de coco, sal mezclado y servido en figura de almiar (dulces de coco). Podría hacerlo con nueces pero me gusta mucho el coco y de esta manera tomo mis cucharadas de aceite de coco. ¡Algo hice bien porque funcionó!...y ¿mencioné que mis triglicéridos bajaron de 187 a 109?

SA

Hace tiempo fui al doctor para un físico de rutina. Tengo 51 años, mido 6 pies 1 pulgada y en ese entonces 221 libras. Los estudios de sangre indicaron un nivel de triglicéridos de 400, un total de colesterol de 237, y HDL de 40. Me conmocioné. Empecé a investigar en el Internet para ver qué podía hacer para mejorar mi situación y por ahí leí acerca de las virtudes de los productos de coco. Esto me impresionó puesto que siempre había oído cuan tan malos eran los aceites de coco y otros y durante mi búsqueda encontré el libro El milagro del aceite de coco *el cual ha sido una revelación para mí. Al bajar el nivel de azúcar refinada, el nivel de papas blancas, los panes preparados con harinas procesadas, y remplazando todos los aceites hidrogenados y la margarina con el aceite de coco, he logrado algunos resultados asombrosos. Después de seguir estas nuevas guías por cinco o seis semanas regresé por otros estudios de sangre. Ahora peso 197 libras, los triglicéridos están a 85, mi colesterol total está a 145, y el HDL a 44. Muchísimas gracias por sus investigaciones y por su perseverancia en encontrar la verdad de los productos de coco aún cuando no era y probablemente no sigue siendo la acción más popular.*

Jeff C

Por muchos años, medir los niveles de colesterol ha sido el método más cómodo para los doctores para medir el riesgo de problemas cardiacos. En el pasado la única medida grabada era el total de colesterol. A través del tiempo, investigadores descubrieron que ciertas formas del colesterol (HDL) en realidad eran buenas para uno y ayudaban a reducir el riesgo cardiaco. Esto confundió el asunto tremendamente.

Hasta ahora varios estudios se han hecho para medir el valor de colesterol después de haber comido diferentes tipos de aceites. Se descubrió que aceites como el de vegetales, de haba de soja, de maíz y otros reducían el total de colesterol mejor que el aceite de coco. Esto se interpretaba a decir que estos aceites nos protegían de los problemas del corazón mientras el aceite de coco no. El problema con estos estudios era que solamente medían el total de colesterol e ignoraban el colesterol HDL (el bueno).

Nuevos estudios fueron hechos para medir las diferentes facciones del colesterol y para calcular las proporciones del colesterol. Se descubrió algo muy interesante. El aceite de coco subió el nivel HDL relativo al LDL y al total. A pesar que otros aceites reducían el total del colesterol más que el aceite de coco, el aceite de coco mejora la proporción y promedio ¡más que cualquier otro aceite! Entonces, basado en el promedio de colesterol, *el aceite de coco nos protege de los problemas del corazón mejor que cualquier otro aceite.*

Hubo un estudio muy interesante hecho en Sri Lanka donde el uso del aceite de coco es mucho más común.[6] Los niveles de colesterol fueron medidos en ciertos sujetos cuyos dieta normal incluía el aceite de coco. Se les fue dado aceite de maíz y aceite de vegetal para remplazar el aceite de coco en sus dietas. Después de varias semanas de nuevo se midieron sus niveles de colesterol. Esto fue lo se descubrió: cuando estas personas cambiaron su aceite de coco por los otros su colesterol total bajó de 179.6 a 146.0 mg/dl. El colesterol LDL (el malo) también bajo de 131.6 a 100.3 mg/dl. Ambos de estos cambios se consideran buenos, y solos, sugerirían que el aceite de maíz es superior al de coco para proteger a uno de los problemas del corazón.

Sin embargo, cando los valores del colesterol HDL (el bueno) también se incluyeron la imagen cambió por completo. El colesterol HDL en las personas también bajo de 43.4 a 25.4 mg/dl, lo cual no es nada bueno. El promedio del colesterol bajó de 4.14 a 5.75, lo cual no es nada bueno. Recuerden que el promedio normal de colesterol es 5.0. Cuando estas personas comían el aceite de coco su promedio era 4.14

6. Mendis, S., et al. The effects of replacing coconut oil with corn oil on human serum lipid profiles and platelet derived factors active in stherogenesis. *Nutrition Reports International* Oct. 1989;40(4)

el cual indica un riesgo muy bajo. Cuando cambiaron al aceite de maíz el cual supuestamente es bueno para el corazón, su promedio saltó a 5.75. Éste está en la categoría de alto riesgo. Entonces, a pesar que el aceite de maíz bajó el nivel de colesterol, también subió el promedio y, consecuentemente el riesgo de problemas cardiacos también subió comparado al aceite de coco. Entonces, de acuerdo a este estudio el aceite de coco protege en contra de las enfermedades del corazón, mientras el aceite de maíz lo promociona.

Cuando la gente ha agregado el aceite de coco a sus dietas el nivel de su colesterol ha subido y ha bajado, pero en ambos casos el colesterol HDL (el bueno) ha subido, lo cual baja el promedio y el riesgo de problemas del corazón.

A veces la gente se alarma cuando después de usar el aceite de coco el total de su colesterol sube. ¿Por qué sube en nivel el total de colesterol? Es porque el nivel de colesterol HDL (el bueno) ha subido, entonces, el total de colesterol sube. Recuerden que el total de colesterol no es suficiente para indicar los problemas del corazón. Hoy en día los niveles del colesterol HDL y del total se miden al mismo tiempo. Al comparar estos valore se puede calcular el promedio de colesterol antes y después de usar el aceite de coco. En casi todos los casos el promedio de colesterol mejora. Así que el aceite de coco baja el riesgo de las enfermedades del corazón.

Aquí hay otro ejemplo. Una mujer tenía problemas de colesterol en su familia. Sus familiares tenían un total de colesterol de 400 mg/dl en exceso. Después de añadir el aceite de coco en su dieta su total de colesterol subió de 336 a 376 mg/dl. Normalmente a éste se considera ser muy alto. Sin embargo, su colesterol HDL (el bueno) casi dobló de 65 a 120 mg/dl. Su promedio de colesterol bajó de un valor de alto riesgo de 5.2 mg/dl a un promedio de bajo riesgo de 3.1mg/dl, el cual está en el promedio ideal. A pesar de tener un total de colesterol alto, su nivel de riesgo estaba muy bajo. Su presión estaba muy bien a 110/60.

El aceite virgen de coco aparece tener un efecto de balance en la grasa de la sangre. Para algunas personas les baja el nivel total de colesterol mientras para otras se lo sube. En cualquier caso el promedio de colesterol siempre mejora y así baja el riesgo de problemas cardiacos.

El consumo del aceite virgen de coco (AVC) en grandes cantidades mantiene el colesterol bajo, entre 170 y 200 ml/dl, al promocionar la conversión de colesterol a pregnenolone el cual se utiliza en la producción de las hormonas suprarrenales y las del sexo. El efecto del AVC que baja el nivel del colesterol es una rutina regular puesto que también puede alzar el nivel de colesterol cuando está muy bajo en cuanto a las necesidades del cuerpo, así manteniendo sano el cociente entre el colesterol lipoproteína y el colesterol lipoproteína de alta densidad (HDL).

Conrado Dayrit, MD, Cardiólogo

En cierta gente el aceite de coco tendrá un efecto muy pequeño en el colesterol total. El colesterol total puede aún mantenerse sin cambio. Sin embargo, eso no quiere decir que nada ha pasado. El aceite de coco sube el nivel del HDL lo que quiere decir que aunque el colesterol total no haya cambiado mucho *las proporciones del colesterol ha mejorado* y, consecuentemente, los riesgos del corazón disminuyen.

En casi todo caso que he visto cuando la gente empieza a usar el aceite de coco el cociente de su colesterol ha bajado. En esas raras ocasiones en las que las proporciones del colesterol no mejoran, el problema ha sido identificado en la dieta que lleva la gente y no tiene nada que ver con el aceite de coco y en cuanto este factor se ajusta el cociente del colesterol mejora. Tomen el siguiente como ejemplo:

Una mujer que había tomado coco por un año se comunicó conmigo. Estaba preocupada y confundida. Había recibido los resultados de su más reciente estudio de colesterol. Mientras tomaba el aceite de coco sus niveles de colesterol habían subido. Quería saber por qué. ¿Por qué eran tan diferentes sus resultados a los de otros?

Había medido los niveles de su colesterol un año antes de empezar a usar el aceite de coco. Su colesterol total en ese entonces era 165, HDL 60, LDL 80 y su proporción era muy bajo 2.75, lo cual indicaba un riesgo muy bajo de problemas cardiacos. Durante los últimos 20 años los niveles de su colesterol no variaban más de 5 o 10 mg/dl. Los resultados que recibió mostraban que todos los niveles de su colesterol habían aumentado perceptiblemente: el colesterol total 236, HDL 82, y LDL 132. Los niveles de proporción también subieron a 2.88.

Le expliqué que a pesar que la proporción haya aumentado una fracción, 2.88 aún indica un riesgo extremadamente bajo. No ayudó de nada. Todavía se preocupaba especialmente puesto que su colesterol total había aumentado dramáticamente de 165 a 236.

Nos fijamos en su dieta. Nada de su dieta había cambiado durante el año con excepción de haber agregado el aceite de coco. No comía nada de carne ni lechería. Era estrictamente vegetariana y lo ha sido por muchos años. El único producto de animal que comía era un aceite de pescado como suplemento dietético. Le mencioné que el aceite de pescado puede elevar los niveles de colesterol

Dejó de usar el aceite de pescado por tres semanas y sacó otro estudio de sangre. Se sorprendió al ver los resultados: el colesterol total bajó 57 mg/dl, desde 236 a 179. El HDL bajó a 70, y su LDL bajó mucho más-desde 132 a 85. Su cociente de colesterol ahora era 2.56, lo cual es más bajo aún que hace un año, indicando que el aceite de coco había mejorado su perfil del colesterol. Simplemente la eliminación de un suplemento dietético tuvo un impacto significativo en su colesterol.

Los estudios han demostrado constantemente que el aceite de coco aumenta el HDL y que mejora el cociente del colesterol. Aunque el aceite de coco no reduce el nivel de colesterol *total* tan efectivamente como los aceites poli saturados, tiene un efecto muy importante en el HDL. Cuando se evalúan el HDL y el cociente del colesterol, se puede ver que el aceite de coco disminuye el riesgo de los problemas cardiacos mejor que el aceite de pescado o de soja o de canola o de maíz o cualquier otro aceite vegetal recomendado típicamente como "sano para el corazón". Por lo tanto, según los valores de colesterol, el aceite de coco protege de las enfermedades del corazón mejor que cualquier otro aceite. Es el aceite dietético más "sano para el corazón".

La alta presión

Otro factor de riesgo para los problemas del corazón que es aún más significativa que el colesterol es la presión. La alta presión no solo tiene que ver con un riesgo más alto de problemas cardiacos sino que también hay pruebas que dicen que puede ser la causa. Es muy importante bajar la presión para también bajar los riesgos de los problemas cardiacos.

La presión simplemente es la fuerza ejercida por el movimiento de la sangre a través del vaso sanguíneo. Mientras la presión sube, la fuerza actuando en las paredes de las arterias también sube, causando el estrés que puede causar rasgones diminutos en las arterias. Esto causa inflamación, coágulos en la sangre, y el depósito de grasa y cicatrices en lugar de la herida. Si no se reduce la presión de la sangre la herida sigue estresada e inflamada y la grasa y el depósito de proteína continúa. Este material, conocido como placa, gradualmente estrecha el canal de arteria. Si el canal se obstruye con placa puede causar un paro cardiaco o un derrame cerebral. Por eso es demasiado importante mantener la presión bajo sus límites normales.

La presión se expresa con dos números. La presión normal se indico con 120/80. El primer número indica la presión cuando el corazón se contrae y está circulando la sangre. El segundo número es la presión entre los pulsos cuando el corazón está relajado. La alta presión se define como 140/90. La presión más arriba de 130/80 se considera elevada y aunque sigue siendo normal indica un riesgo para desarrollar alta presión.

Mientras sea más difícil de circular la sangre por las arterias, más grave es el estrés para el corazón. Entonces la presión más baja es generalmente mejor para la salud. A pesar de que 120/80 se considera normal, las medidas más bajas de ésta son mucho mejor.

Mucha gente que tiene alta presión ha reportado que después de agregar el aceite de coco en sus dietas su presión ha bajado.

Yo empecé a usar el aceite de coco hace 11 años. Fui al doctor el viernes pasado y mi presión estaba a 169/94, y ahora mi presión está a 112/68. Aquí hay otros cambios que noté, mi pelo dejó de estarse quebrando, mi piel ya no está seca. Tomo 1 cucharada en mi té caliente cada mañana y otra cucharada en mi ensalada para almorzar, y le agrego 1 a 2 cucharadas a mi comida. ¿Les mencioné cuánta energía tengo ahora?
Ella

Hace tres semanas estaba tomando mis pastillas para el corazón y mi presión estaba a 165/90, el año pasado dejé de tomarlas puesto que parecía que el aceite de coco me estaba ayudando con mi presión. Mi presión se mantenía entre 116/62 y 121/74. Bueno, hace cinco semanas se me acabó el aceite de coco y pensé que podría esperarme hasta que empecemos a hacer nuestro propio aceite. Dos semanas después, siguiendo un gran fin de semana podía sentir que algo andaba mal y me tomé la presión y encontré que había subido hasta 161/99. Un amigo a quien le había dado una botella del aceite y quien no lo estaba usando me lo regresó y empecé a usarlo de nuevo 60 ml al día...me tomé la presión cada día y vi que estaba bajando lentamente cada día y por el momento está a 121/74. Esto me sorprendió mucho, pero de alguna manera el aceite de coco está manteniendo mi presión baja.

Grant

Para mejorar la circulación

Los estudios han indicado que los AGCM del aceite de coco tienen un efecto estimulante en el metabolismo. Después de sólo un alimento contenido de AGCM, el metabolismo sube hasta 65 por ciento más. En cuanto el metabolismo sube, la circulación de la sangre también sube. Este incremento en la circulación se siente frecuentemente como un incremento de energía y un aumento en la temperatura del cuerpo. Mucha gente que constantemente tiene temperaturas bajas ha reportado que al usar el aceite de coco les ha dado un incremento en la circulación y regresa la temperatura de sus cuerpos a lo normal o por lo menos un poco más cerca.

Aquí tenemos unas reacciones típicas:

Mi temperatura estaba siempre baja, como a 97 grados. Después de una semana de estar tomando el aceite de coco regresaba a lo normal.

CH

26

El aceite de coco es fantástico. Me di cuenta que puedo esperarme más entre mis alimentos y mis temperaturas han subido a lo normal 98.6, en vez de 96.4, lo cual ha sido lo típico por los últimos seis años. Y con la subida de mi temperatura he bajado más de peso sin esforzarme.
Roby

He estado tomando el aceite de coco virgen por eso de dos meses, pero sólo en esta última semana he estado tomando las 3 cucharadas y medias recomendadas cada día. El cambio en mi temperatura del cuerpo ha sido algo llamativo – subió de 96.2 a 97.1 en sólo 24 horas y se ha mantenido así por ya más de una semana.
Katy

Yo también he experimentado un aumento de temperatura en mi cuerpo (tomada cada mañana). ¡Subió de los bajos 97 a 98.8! No me siento tan fría como me sentía antes, mi energía ha regresado y está más estable. ¡Ya no siento mi mente tan [por decir] nublada como lo era antes, mi pelo ahora está suave y mis uñas crecen más rápido! Me encanta.
Jen

Desde que empecé a tomar el aceite de coco cada día, ya no me baja el azúcar tanto como me bajaba durante la hora del almuerzo y de la comida lo cual me irritaba mucho, afectaba mi concentración, me sentía cansado y buscaba más la comida grasosa, carbohidratos y la proteína…Otros beneficios que he notado en los últimos 4 a 5 años es una mejoría en mi circulación (muy notable durante el invierno) y la tez de mi piel a mejorado.
LW

La sangre lleva el oxígeno y los nutrientes por todo el cuerpo. Cuando la circulación es restringida empiezan los problemas. Cada célula y cada órgano en el cuerpo necesitan un suministro continuo de oxígeno para poder funcionar. Sin el suministro continuo de oxígeno las células se asfixian y mueren. Aún una restricción parcial de la circulación de oxígeno puede afectar el cuerpo. Como nos dijo Jen, el mejorar la circulación usando el aceite de coco le ayudó a llevar más oxígeno al cerebro y así se aclaró su mente. También le aumentó su nivel de energía y le ayudó con la salud de su pelo y de sus uñas. LW nos reportó que mejoró su nivel de concentración, su energía, y mejoró el control de su azúcar.

La buena circulación no sólo es importante para la salud en general pero también es vital a la salud del corazón. De hecho, es precisamente la restricción de la circulación de sangre que causa los ataques cardiacos. Si el circulación de sangre en las arterias que conducen al corazón fueran bloqueadas o restringidas, el corazón no recibe el oxígeno que necesita. El músculo (refiriéndose al corazón) empieza a morir. El resultado es un paro cardiaco. Entonces el mantenimiento de la circulación es esencial para el corazón. El aceite de coco mejora la circulación y, por tanto, ayuda a protegerse de los ataques al corazón.

El aceite de coco protege el corazón

El aceite de coco mejora los valores del colesterol, ayuda a bajar la presión, y aumenta la circulación, lo cual indica el carácter protector que tiene el aceite de coco para el corazón. Esto ha sido comprobado por muchas culturas a través del mundo que dependen de los cocos y de su aceite y que tienen una incidencia muy baja de problemas cardiacos. Si juzgamos la evidencia y si se quiere prevenir el ataque cardiaco se debe de tomar el aceite de coco.

No todos saben sobre los beneficios del coco. Muchos creen que es sólo otra grasa saturada y que es mala para el corazón. No se les puede culpar, es todo lo que han oído por años. Sólo hablan en ignorancia. Todavía tienen que aprender acerca del carácter protector del aceite de coco y de todos los otros beneficios para la salud. Se le puede ayudar al público al compartirle este libro.

&

Capítulo 3

El combatiente natural contra los gérmenes

El aceite virgen de coco está siendo reconocido como el más saludable do todos los aceites dietéticos. Los ácidos grasos de cadena mediana (AGCM) son los que lo ayuda a ser tan saludable. Todas las grasas y aceites se componen de unas moléculas de grasa conocidas como ácidos grasos. Hay diferentes tipos de ácidos grasos, pero todos se pueden clasificar en tres categorías básicas: los ácidos grasos de cadena corta (AGCC), ácidos grasos de cadena mediana (AGCM), y ácidos grasos de cadena larga (AGCL). Casi todos los ácidos en nuestras dietas consisten de (AGCL). El aceite de coco es único. Está compuesto pronominadamente de (AGCM).

Los ácidos grasos en nuestros alimentos, ya sean cortos, medianos, o largos, están en forma de triglicéridos. Los triglicéridos simplemente son ácidos grasos unidos. Entonces, podrían tomarse los triglicéridos de cadena corta (TCC), triglicéridos de cadena mediana (TCM), o triglicéridos de cadena larga (TCL). El aceite de coco consiste de TCM. Cuando se consume la grasa, nuestros cuerpos rompen las cadenas de los triglicéridos lo cual suelta los ácidos grasos individuales. Después de consumir el aceite el TCM se convierte en AGCM. Esto es importante porque los AGCM pueden tener un gran impacto en nuestra salud.

Uno de los efectos más notables de los AGCM en el coco es la habilidad de prevenir y aún de curar las enfermedades infecciosas.[7] Los AGCM son tan potentes que se usan para procesar la comida para protegerla de la bacteria y los hongos y para prevenir el deterioro. También se incluyen en los suplementos dietéticos y en las lociones para la piel para combatir infecciones. Aún medicamentos antibacterianos, antivirales y contra el hongo que se venden sin prescripción incluyen el AGCM como el ingrediente activo.

Como la leche de mamá

Sólo hay pocos alimentos que contienen AGCM. El aceite de coco es sin duda la mejor fuente. El aceite de grano de palma también contiene una buena cantidad. La fuente que le sigue es la leche de mamá. La leche humana contiene entre 4 a 9% AGCM, dependiendo de la dieta de mamá. La madre naturaleza aparentemente ve la necesidad del AGCM en la dieta de un recién nacido o no estaría ahí. Los investigadores has analizado la necesidad del AGCM para el crecimiento del ser humano y para su desarrollo. Han descubierto muchos beneficios y por esa razón el aceite de coco o TCM se le agrega frecuentemente a la formula que se les da a los bebés.

Una de las razones principales por la cual hay AGCM en la leche de pecho es para proteger a los infantes de las infecciones. Cuando nace un bebé su sistema inmunitario sigue inmaduro y el bebé es vulnerable contra el mundo con sus organismos infecciosos. Los investigadores han determinado que tiene es la presencia de los AGCM en la leche de mamá lo que protege a los recién nacidos por los primeros cuantos meses de sus vidas.

El aceite virgen de coco es inmune protector en los niños, superior a la vitamina C...Los estudios de la clínica muestran que el papel que juega el aceite virgen de coco en la pediátrica como fuente de energía,

---

7. Kabara, J.J. *The Pharmacologocal Effects of Lipids.* Champaign, IL: The American Oil Chemist's Society 1978.

como acelerador para el sistema inmune, como antiséptico local, y como un antiinflamatorio.

Arturo C. Ludan, MD
Pediatra/Gastroenterólogo

Desde los sesentas, cientos de estudios publicados han demostrado la efectividad de AGCM para matar a los microorganismos que causan las enfermedades. Los estudios muestran que los AGCM el en aceite de coco son efectivos en destruir los virus que causan la influenza, el sarampión, herpes, mononucleosis, hepatitis C, y el SIDA; la bacteria que causa las úlceras, las infecciones de la garganta, neumonía, sinusitis, las infecciones del oído, la fiebre reumática, las infecciones de la encía, la intoxicación alimenticia, las infecciones de las vías urinarias, y la gonorrea; los hongos y la micosis, el pie atleta, los hongos de los dedos del pie y las uñas, el candidiasis, y el afta; y los parásitas que causan las infecciones intestinales.

Aunque los AGCM son mortales para los microorganismos dañinos, son completamente inofensivos para nosotros. Por eso los científicos han postulado que el AGCM se puede usar como tratamiento contra las enfermedades y también para preservar la comida. Para estos propósitos se están usando tanto el aceite de coco como el AGCM.

Ya sabemos que la leche de mamá es protege a los recién nacidos de las infecciones. El aceite de coco contiene 10 veces la cantidad de AGCM que la leche de pecho. Por tanto no sólo es útil para prevenir las enfermedades sino que las cura también. La historia de Tony en el capítulo uno es un muy buen ejemplo de esto.

La protección contra las enfermedades
El AGCM se ha usado en ciertos medicamentos sin receta que combaten los hongos por muchos años. Una de las condiciones más comunes causadas por las infecciones de hongo es el hongo de tan sólo una célula o micosis conocido como *Cándida albicas.* El exceso de cándida ocurre frecuente alrededor de la membrana mucosa como en la boca (el afta) o la vagina (la micosis). También puede afectar la superficie de la piel cuando se mantiene en un ambiente húmedo (como la erupción del área del pañal). Las infecciones sistémicas de la

cándida pueden afectar todo el tracto digestivo y puede ser muy difícil de tratarse. Al consumir el aceite virgen de coco y al modificar la dieta se puede reducir y hasta eliminar le infección.

Yo conozco otro buen uso del aceite de coco. Yo tengo micosis vaginal, ¡cada mes! El aceite de coco tiene propiedades que combaten el hongo. He tratado otras combinaciones de hierbas y sigo buscando la combinación perfecta, pero ¡hasta ahora el aceite de coco me ha dado más alivio!

MR

He estado usado el aceite de coco por más de un año y ¡ha hecho un gran cambio en mi vida durante este tiempo! Soy un atleta de resistencia y he también me han crecido los problemas de la cándida por muchos años por haber consumido demasiados carbohidratos y demasiada azúcar la cual ha desaparecido por completo. ¡Otra vez estoy sana!

Ronan

Otro hongo común es la tiña. Hay muchos tipos de tiña que causan una variedad de infecciones. Al frotar aceite de coco en la piel infectada puede aliviar los síntomas y puede deshacerse he la infección El aceite de coco es muy efectivo para el tratamiento del hongo en la piel como se puede notar en los siguientes ejemplos.

Lo tratamos en nuestros pies. Entre los dedos. Le da un alto a la tiña. Después de usar el bikini slip cada mes me di cuenta de que en esa área da mucha comezón. Entonces, después de bañarme me apliqué un poco cubriendo las pliegues. Tomo sólo una vez y la comezón desapareció. ¡Es fenomenal! Ya no se necesitan las cremas caras contra el hongo para esta familia. ¡Sí funciona!

Sue

¡Soy creedora por la experiencia! Uno de los grandes problemas con la micosis e infecciones de hongo es que la ropa

absorbe o frota hasta quitar la crema que costó demasiado. Esta vez no tenía ganas de ponerme la prescripción tan fuerte y líquida porque el tipo que tenía picaba-un montón- cuando tocaba el área irritada de la infección en las pliegues. Todavía me quedaba un poco de aceite virgen de coco en una jarrita la cual usaba después de un baño. Lo saqué y me lo puse. Justo entonces se me fue el dolor y por momento fue suficiente. Al final del día pude ver que el aceite de coco no sólo alivió el dolor. El sarpullido se estaba yendo poco a poco y empecé a ver áreas pequeñas en mi piel donde antes estaba irritado. Apliqué el aceite de coco dos veces al día y en tres a cuatro días todo el área se está aclarando. ¡Y no me mancha la ropa tampoco!

Beverly

Le dije a mi esposo que el aceite de coco era bueno contra el hongo y se lo empezó a poner en su pie atleta. Él no tiene muchos problemas con eso, pero de vez en cuando se ponía crema medicinal. Se asombró cuando el aceite de coco hizo que su pie atleta ya no le molestó más.

Laura

Yo tenía un área en mi oído que no me paraba de dar comezón. No sé si era un hongo, pero dentro de mi oído no paraba de darme comezón, y era por meses seguidos. Se me pelaba por dentro (suena asqueroso pero lo no era tanto) pero me puse un poco de aceite de coco y se fue durante la noche. No me lo apliqué en gotas adentro de mi oído sino que usé un palillo de algodón con un poco de aceite y me lo apliqué en la oreja y un poco adentro también.

Jill

El AGCM en el aceite de coco es efectivo para matar diferentes tipos de bacteria que causan enfermedades. Éste es uno de los propósitos de la leche de mamá. Se podría decir, en esencia, es el desinfectante de la naturaleza.

Me encanta este maravilloso aceite de coco. Yo tenía un bulto detrás del oído por más de un mes y como no lo podía ver, fui a ver a mi dermatólogo. Me dijo que era un quiste y que quería inyectarlo

33

con cortezón y que si eso no funcionaba entonces el cirujano me lo quitaría. ¡Ha, sí, cómo no! Le agradecí pero le dije que sólo necesitaba la diagnosis y que trataría un remedio casero antes de ninguna inyección. Me puse aceite de coco antes de dormir y al despertar ya había bajado en tamaño a la mitad. Al tercer día de usar el aceite de coco ya estaba al tamaño de la punta de un alfiler. Ya se fue el dolor y estoy muy contenta.

Lisa

El aceite de coco no sólo mata la bacteria que causa pequeñas enfermedades sino las que causan enfermedades serias también. La peste bubónica es una enfermedad muy contagiosa causada por un bacteriano microscópico. Es transmitido a la gente a través de las pulgas de las ratas infectadas y otros roedores. Se conoce como *la peste negra* por las apariciones de manchas negras que se forman por sangrar debajo de la piel. La enfermedad ganó notoriedad porque una vez causó epidemias a través de Europa y Asia. Los brotes siguen ocurriendo en Asia y en África con casos aislados apareciendo en todos los países.

En su libro *Nature the Healer;* el autor John Richter relata la siguiente experiencia muy interesante. "Cuando estuve en Panamá, visité tres diferentes casos de la peste negra, la plaga que temen mucho. La peste negra realmente es una aflicción tropical, puesto que el aire frio del norte tiende a matar los gérmenes. En los países tropicales hay cocos en abundancia y son muy buenos. Hice que los pacientes mencionados tomaran leche de coco en cantidades y se mejoraron. Los oficiales de salud se interesaron en esto y ahora la leche de coco se usa para curar la peste bubónica."

La mayoría de las infecciones se pueden tratar con antibióticos. Los virus son otra cosa. No hay medicamentos antivirales que pueden matar los virus de una manera efectiva. Los antibióticos sólo matan la bacteria. Son completamente inútiles contra los virus. A veces los doctores prescriben antibióticos para tratar los virus, no porque combaten el virus sino para prevenir infecciones secundarias de las bacterias oportunistas.

Los científicos aún no han creado una droga antiviral que pueda matar los virus. Lo único que puede hacer un antiviral es reducir la gravedad de una infección. El cuerpo tiene que aumentar el ataque para finalmente deshacerse del virus que invade. Cuando uno se infecta de un virus no hay mucho que el doctor puede hacer por uno. Si le da medicamentos son solamente para aliviar la incomodidad de los síntomas y no para combatir la infección.

Por otra parte la madre naturaleza nos ha proporcionado un antiviral potente en la forma de AGCM. El milagro de la leche de mamá y del aceite de coco viene al rescate. Con el aceite de coco tenemos ahora la manera efectiva con la cual combatir las infecciones virales.

Mi esposo tenía una llaga muy fuerte en su mano. Pensamos que era cáncer. No se iba. Yo le insistía que fuera al dermatólogo. Él fue y le dijo que no había cáncer pero que había algo en la sangre y que tenía algo que ver con un problema viral. Empecé a usar el aceite de coco en su mano. Recuerden que había tenido esto en su mano por dos años más o menos. ¡¡Después de tres semanas desapareció!! y ¡no ha regresado!

JL

Una de las infecciones virales más comunes es la gripe. Cuando se tiene la gripe el doctor no puede ayudar mucho. Se tiene que esperar uno y dejar que el cuerpo haga su trabajo. Al agregar el aceite de coco a su dieta puede reducir mucho los síntomas y la duración de la enfermedad. Cuando se empieza a sentir las señas de la gripe le recomiendo que tome una cucharada de aceite de coco cada dos horas hasta que se sienta mejor.

Empecé a sentir un dolor en mi garganta y unos cuantos dolores y molestias el domingo y el lunes y me sentía muy acabada como para combatir todo esto por una semana o más. Ya estaba tomando Vitamina C (la cual aprendí por experiencia personal que funciona muy bien) y ya tomaba 4 cucharadas o más de aceite de coco por día de todos modos.

Estaba leyendo el libro de Bruce El milagro del aceite de coco donde dice que para curar los síntomas de la gripe se debe usar un poquito más del aceite. Entonces el martes, añadí 2 cucharadas más a mi dieta ese mismo día (siendo en total más de 6 cucharadas) y esa misma noche ¡me di cuenta que ya no me sentía mal! Al siguiente día (miércoles) también agregué un poco más del aceite de coco de lo normal y hoy me siento muy bien (quizás un poco cansada).

Katy

Había un virus del estómago que andaba pasando por el área de la ciudad de Nueve York. A mí me atacó el domingo por la tarde. Tuve dos "episodios" gruesos, los cuales me indicaron que tenía el virus, tal como mi hermano, mi madre y mi padre. Luego ese día tome dos cucharadas de aceite virgen de coco y también tomé un vinagre de manzana con agua. Para la cena tomé un camote empapado en aceite de coco.

Nunca más tuve otro episodio. Mis amigos y mis familiares me dijeron cuánto tiempo pasaron con el virus y no se les iba-algunos hasta siete días más. El mío sólo duró una sola tarde. Esa misma noche regresé a lo normal.

Me alegro de haberme enterado de todas las maravillas que el coco y el aceite de coco pueden hacer por nosotros.

Vince S

Me encontré ojeando el libro de Bruce Fife justo antes de la Navidad, y estuve tan fascinada que compré el libro con un frasco de aceite orgánico y no refinado de coco. Empecé a usarlo inmediatamente en mi piel y agregué una cantidad pequeña a mi dieta. Durante el año nuevo me atacó la gripa...mi garganta me ardía y me sentía fatigada... puesto que le agregué un poco más de aceite de coco a mi sopa (a la cual también le agregué jengibre fresca y champiñones con ajo). Durante la noche los síntomas progresaron a mis pulmones...una tos grave significando bronquitis. Tenía un poco más de aceite. Probablemente 3 o 4 cucharadas.

Normalmente cuando mi cuerpo lucha exitosamente contra una enfermedad así, los síntomas subsidien gradualmente durante el transcurso de unos cuantos días cuando mucho. Pero en este caso, al anochecer en el primer día del año nuevo, ¡TODOS mis síntomas DESAPARECIERON por completo! Oahu. Me imagino esos ácidos

36

grasos matando a todos esos virus de la influenza uno por uno. Nunca había experimentado una recuperación más rápida y completa.

Melissa E

El otro día mi esposo llegó a casa después del trabajo con la gripa. Me dijo que todos en el trabajo se encontraron un poco con ella. Le empecé a dar el aceite de coco. Después de dos días llegó a casa molesto. Se quejó de que fue el único que estaba lo suficientemente bien para trabajar, por lo cual tuvo que hacer el trabajo de los demás. Fue el único en su departamento que no se enfermó. Casi se arrepintió de haber tomado el aceite para haber podido quedarse en casa también.

YA

Otras infecciones virales comunes que han sido tratadas con aceite de coco son los herpes, la hepatitis, la varicela y el sarampión. El aceite de coco es a menudo más efectivo que los medicamentos antivirales comerciales.

Soy un ginecólogo y trabajo en Malasia. Estoy muy interesado en la medicina holística y en usar el alimento como medicina. A principios de este mes un amigo me dio una copia de Coconut Cures. *Lo leí y fue una maravilla. Hace dos semanas tuve un paciente que tenía una infección herpes tipo 2 que le daban comezón que se rascaba y por consecuencia le transmitió la infección a sus dedos y la piel de las puntas de sus dedos se le pelaba, le dolió mucho y se le puso sensible, tanto que no se atrevía tocar nada con los dedos afectados. La traté con Zovirax local y sistemático. Las lesiones en los dedos no mejoraron. Después le dije que se pusiera aceite de coco en los dedos. Hubo una mejoría notable al siguiente día y pronto el dolor y las lesiones desaparecieron.*

Dr. Z. Poey

Leí en el libro de Bruce Fife que el aceite de coco lucha contra los virus como las herpes simplex 1 (el virus que causa los fuegos). Hace unos días empecé a sentir esos cosquilleos en mis labios. Al día siguiente tenía que ir al dentista. ¡Qué vergüenza tener un fuego en mis

37

labios! Me tocaba regresar al dentista el siguiente día. ¡Qué vergüenza sería llegar con un fuego en la boca!

No hay qué temer, antes de dormir me puse un poco de aceite de coco en el área afectado, y por supuesto en el resto de mis labios también. Hizo maravillas. ¡Ya no tenía más el fuego, ni siquiera una marca. A diferencia de Zovirax, la cual siempre deja una marca invisible, toma mucho más tiempo para tomar efecto, y es mucho menos efectivo.

GA

Yo tengo a alguien con quien trabajo que tiene Hepatitis C y me dijo que había empeorado y se sentía cansada todo el tiempo; hasta que empezó a tomar una cucharadita de aceite de coco y me dijo que le regresó la energía y ha sentido un poco más claridad mental. Hasta se ve diferente, y esta ha sido una transformación en un corto tiempo. Mi sobrina y mi hermana lo están usando para tratar su piel, uno de mis amigos ya no tiene fuegos, y uno de mis compañeros de trabajo ha eliminado su problema de la caspa.

JS

A mí me diagnosticaron con el zóster (la versión antigua de la varicela) lo cual causaba que mis caderas se sintieran como que estaban planchadas. ¡Mi doctor me dijo que la única manera de tratarlo era tomando un medicamento carísimo! Puesto que aún podía soportarlo, no compré la prescripción. Mejor me puse aceite de coco y ¿qué cree? ¡¡¡¡¡Desapareció en minutos!!!!! Mi hermana se me acercó con el mismo problema y su doctor también le dijo lo mismo que el mío. Le dije que se pusiera aceite de coco, y también le sirvió a ella.

MB

¿Por qué usar el aceite de coco?

Puesto que hay muchos medicamentos disponibles para tratar enfermedades infectantes alguna gente se pregunta ¿Qué necesidad tenemos para el aceite de coco? Hay muchas buenas razones. Se puede usar el aceite de coco con otros tratamientos para mejorar su efectividad.

A diferencia de las drogas, el aceite de coco no tiene efectos secundarios dañinos. Las drogas, la mayoría del tiempo, son químicos que son extraños al cuerpo humano y, por lo tanto, son intrínsicamente tóxicos a cierto grado. Aún ciertas drogas sin receta médica pueden tener efectos secundarios dañinos. Pero no el aceite de coco. El aceite de coco es un alimento, con propiedades curativas.

Una desventaja de usar antibióticos es que matan toda la bacteria en el cuerpo, incluyendo la bacteria buena en nuestro tracto intestinal. Esta bacteria buena es importante porque ayuda a mantener al tracto digestivo para que funcione apropiadamente. La bacteria buena produce nutrientes beneficiales tales como la vitamina K y unas de las vitaminas B. Éstas ayudan a desglosar el alimento para soltar nutrientes y prevenir el crecimiento de la bacteria y la candidiasis dañinas. Cuando se mata la bacteria buena, la candidiasis que no es afectada por los antibióticos, sigue creciendo desenfrenada. Rápidamente puede invadir el tracto intestinal causando una gran infección.

La ventaja de usar el aceite de coco es que no mata toda la bacteria. Éste no afecta la bacteria buena en el tracto intestinal. De hecho, mata la candidiasis, el organismo que causa que la candidiasis crezca demasiado. Por eso, el uso del aceite de coco puede mantener el tracto intestinal en buena forma.

Otra importante ventaja del aceite de coco es que mata los virus. Las drogas antivirales pueden hacer el crecimiento de los virus, pero no los pueden matar. Su sistema inmunológico debe ser el que lucha. El aceite de coco toma una parte activa junto con el sistema inmunológico para matar los virus. Actualmente, es la única substancia antiviral que puede hacer esto.

El aceite de coco es mucho más barato que los medicamentos y mucho más conveniente de usar. El aceite de coco se puede usar en la cocina diaria y en la preparación de los alimentos sin agregar gastos. Siendo un producto natural, en vez de ser una creación en un laboratorio químico, mochos se sienten más cómodos al usarlo.

Puesto que el AGCM puede ser efectivo para matar varios microorganismos que causan enfermedades, no los elimina a todos. Por un lado esto es bueno porque así no hiere a la bacteria buena. Lo malo es que el aceite de coco no combate contra toda infección. En ocasiones se necesitan medicamentos u otras formas de tratamiento. Por eso se recomienda que consulte a su médico antes de tomar acción.

El aceite de coco puede ser saludable, aunque tome efecto directo en cualquier organismo en particular o no, porque tiende fortalecer el sistema de inmunológico y hacerlo más efectivo. En este aspecto es más útil a tal grado para diferentes tipos de infecciones.

¿Cuánto aceite de coco necesita?

¿Cuánto aceite de coco necesita para protegerse de enfermedades infectantes? No hay una regla fija. Pero si usamos la leche de mamá como una base de comparación podemos llegar a una buena aproximación. La cantidad de AGCM que un bebé recibe en la leche de la madre ha sido efectiva en prevenir enfermedades. Cuando uno extrapola esa cantidad para un adulto de tamaño común que pesa unos 75 kilos (150 lbs.), uno necesitaría tomar 3 cucharadas y media (49 gramos) de aceite de coco al día para conseguir la misma protección que in infante consigue tomando solamente únicamente la leche de pecho.

Si uno pesa menos de 150 libras uno puede reducir la cantidad. Si uno pesa más, puede subir la cantidad. No obstante, *cualquier* cantidad es beneficial. Aún 1 cucharada es beneficial. Yo le recomiendo que para la mayoría de los adultos 2 a 3 cucharadas al día es una buena medida preventiva.

Si uno sufre de enfermedades infectantes, particularmente una enfermedad seria, uno querrá aumentar la cantidad entre 4 a 6 cucharadas al día. Muchos doctores les recomiendan a sus pacientes graves.

El aceite de coco no es dañino aún en cantidades grandes. Yo conozco a gente que ha tomado hasta 15 cucharadas al día. Pero esto se hace por unos cuantos días a la semana cada semana. Yo no les recomiendo tanta cantidad al día. Entre dos a cuatro cucharadas generalmente es suficiente para la mayoría de los casos.

A pesar de que el aceite de coco es seguro, debo advertirle. Si no está acostumbrado a comer mucho aceite y usted toma de 3 a 4 cucharadas al día puede que experimente algún malestar intestinal y diarrea. Estos síntomas ocurren porque su sistema digestivo no está acostumbrado a procesar tanto aceite. Su cuerpo necesita tiempo para adaptarse. Le sugiero que empiece con no más de 1 cucharada al día y aumentarlo gradualmente. Para alguna gente 1 cucharada es demasiado. En ese caso empiece con sólo 1 cucharadita y aumente la cantidad poco a poco. Tres cucharaditas es lo mismo que una cucharada. Puede tomar meses hasta que se sienta cómodo tomando entre 2 a 4 cucharadas diarias.

Capítulo 4

❧

Un alimento súper

El alimento perfecto de la naturaleza

Si usted recuerda en el capitulo anterior los AGCM normalmente andan en grupos de tres para formar triglicéridos de cadena mediana (TCM). El aceite de coco es el recurso natural más rico de TCM. Otro buen recurso es la leche de pecho. El TCM es un componente muy importante de la leche de pecho. De hecho, es *esencial* para el crecimiento, el desarrollo y para la supervivencia de los recién nacidos.

Las propiedades antivirales, que combaten la bacteria, los hongos y las propiedades parasíticas de las AGCM protegen a los recién nacidos de las infecciones sino que también los protege de las enfermedades nutricionales y promueve un crecimiento y un desarrollo apropiado. El TCM se digiere muy fácilmente y provee un recurso de nutrición fácil y rápido, mejorando la digestión y absorción nutriente.

Muy diferente a los AGCL que se encuentran en la mayoría de los aceites, el TCM no necesita enzimas digestivas pancreáticas. Puesto que se digieren tan rápido, proveen un recurso instantáneo de nutrición sin imponer al sistema de enzimas del cuerpo. No sólo mejoran la absorción de las grasas, sino que también aumentan la absorción de las vitaminas y los minerales. Por consiguiente, cuando el TCM está presente en el alimento, aumenta la cantidad de nutrientes que se absorben en el cuerpo de manera efectiva.

Los estudios han comprobado que cuando infantiles pre maduros consumen formula conteniendo TCM crecen más rápido y se encuentran en un índice más alto de supervivencia. Por esta razón, el aceite de coco o el TCM casi siempre se agregan a las formulas comerciales y de los hospitales.

Por muchos años los científicos han reconocido la superioridad de la leche materna sobre las formulas creadas por el hombre. Los fabricantes de las formulas han intentado imitar las características de la leche materna lo más posible. Agregándole aceite de coco o TCM convierte la fórmula más como la leche materna.

La leche materna es el alimento perfecto de la naturaleza. Por más que tratan de crear la fórmula perfecta, los científicos no pueden mejorar lo natural. El TCM está en la leche materna para proteger a los infantes de las enfermedades infectantes, para asistir la digestión, y para mejorar el absorbo de nutrientes, lo facilita el crecimiento y el desarrollo adecuado y aumenta las posibilidades de supervivencia del infante.

Por cierto, los TCM son grasas saturadas. Son el mismo tipo de grasas saturadas que se encuentran en el aceite de coco. Ahora, hay algunos que piensan que todas las grasas saturadas son malas para el corazón. No es así. Como se ha visto en el segundo capítulo, el aceite de coco lleno de TCM no estimula las enfermedades del corazón. Si el TCM no les causa problemas del corazón a unos infantes que lo toman en la leche de mamá, aún los que la toman hasta los tres años o más, ¿por qué nos causaría problemas de corazón a nosotros? No puedo imaginar que el alimento perfecto proveído por la madre naturaleza pueda dañar de cualquier manera, especialmente a un recién nacido. La simple lógica dicta que el TCM, aún saturado, no estimula las enfermedades del corazón.

Una vez que un bebé desteta ya no disfruta las muchas ventajas ofrecidas por la leche de su mamá. Sin embargo, no hay por qué no podamos seguir disfrutando de las ventajas del TCM. Aún de adultos el TCM nos provee con la protección contra las infecciones y con digestiones mejoradas y con un absorbe de los nutrientes. Esto es exactamente lo que los estudios médicos han estado descubriendo. Es por eso que se está recomendando el TCM o el aceite de coco para una variedad de asuntos digestivos y metabólicos.

Digestiones Mejoradas

Mucha gente tiene dificultades al digerir la grasa. Cuando toman alimentos de alta grasa les causa indigestión o les causa molestias al digerir. No obstante, puesto que el aceite de coco se digiere mucho más fácil que otras grasas mucha gente que tiene problemas con las grasas toleran el aceite de coco. Para la gente que tiene problemas digestivos graves el aceite de coco es el único que pueden usar para cocinar.

La comida frita me causa problemas, puesto que son muy duras con mi hígado. Después de haber leído acerca del aceite de coco decidí tratar de freír en casa con el aceite de coco y encontré que lo tolero muy bien.
ML

Uno de los síntomas secundarios de la cirugía de derivación gástrica, donde el estómago se reduce para ayudar a bajar de peso, es la inhabilidad de digerir las grasas correctamente. El aceite de coco es el único aceite que muchas de estas personas pueden tolerar.

Desde que tuve mi cirugía de derivación gástrica los aceites me han causado molestias del estómago. El aceite de coco virgen nunca, pero nunca me da problemas.
RI

Hace tres meses que tuve la cirugía de derivación gástrica. Los aceites y las grasas están prohibidos. Pero el aceite de coco no me causa ningún problema, puedo comerlo a cucharadas.
RB

Tal vez una buena cantidad de los problemas digestivos de los cuales la gente se queja sean el ardor del corazón o el reflujo gastroesofágico. Muchas grasas son difíciles de digerir y pueden implicar indigestión de ácido. El aceite de coco puede aliviar todo esto.

Después de haber tenido reflujo gastroesofágico por más de 25 años-el medicamento más potente casi no me servía. Después de un día tomando aceite de coco noté una mejoría. A finales de una semana desapareció por completo y paró años de molestias. He tenido más energía y han bajado mis antojos de comida chatarra. Ha mejorado mi piel y puedo salir al sol otra vez-ya no soy un topo escondiéndose en la sobra o bajo una loción protectora. Su libro está absolutamente correcto-esto no fue más que un "milagro". Alabado sea el Señor.

Sylvia F

El aceite virgen de coco no sólo cura las úlceras sino también la hiperacidez. Yo tuve ambos antes de tomar el aceite de coco regularmente. Ya había sufrido por 25 años. Mis úlceras sangraban de vez en cuando. Ambas enfermedades me prevenían de disfrutar mis comidas puesto que tenía que limitar mi consumo para provenir sentirme hinchado y para evitar los dolores de mis úlceras. También controlé mis bebidas alcohólicas y gaseosas. Con la cantidad de aceite de coco que tomo regularmente he eliminado los dolores tanto de las úlceras y de la hiperacidez. He desarrollado un muy buen apetito y puedo comer y beber lo que yo quiera.

Gerry

El TCM es metabolizado diferentemente que las otras grasas en el cuerpo y ayudan a balancear el azúcar de la sangre y puede reducir los antojos del azúcar.

Desde que tomo el aceite de coco que ya son dos meses ya no tomo la margarina. También ya alivié mi hipoglucemia. Acabo de terminar de leer su libro, Coconut Cures. *Me alegra saber por los estudios que citó que mi cuerpo está muy bien protegido por el aceite virgen de coco.*

Jim A

Después de eso de una semana de estar tomando el aceite de coco mis antojitos por el azúcar bajaron un montón. Antes hacía un galón de té con una taza de azúcar, ahora preparo té sin cafeína con media taza de azúcar y ya no tengo ganas de andar picando mucho.

RB

Lo primero que noté después de tres días es que ya no me interesaban mucho ni el azúcar ni los carbohidratos. Esto fue algo grande para mí puesto que había sido una adicción mía. Ahora puedo tomarlos si quiero o no. Fue algo increíble porque tomaba un montón de voluntad y ganas el no comprar chocolates cada vez que iba de compras.
Kevin

Un aumento de energía

Una de las diferencias más grandes entre el TCL y el TCM es la manera en que son metabolizados en el cuerpo. Entre otras cosas, el TCL se guarda en el cuerpo como una grasa. El TCM son los que el cuerpo prefiere usar como energía inmediata, el aceite de coco produce un empuje o aumento en los niveles de la energía. Para la mayoría de la gente un aumento de energía es justo lo que quieren. Para otros con problemas de energía baja tales como los que tienen hipotiroidismo o fatigues esto es una bendición.

Hace como dos meses aprendimos de los maravillosos beneficios que provee el aceite de coco. Después de 2 o 3 días de estar tomando el aceite de coco (de 3 a 4 cucharadas diarias) ¡yo noté una diferencia maravillosa! ¡Creo que la mejor manera de describirlo es que mi cuerpo físico se sentía "feliz" y "en paz"! Más aparte, el aumento de energía que tuve fue significante y aún continúa. Mi esposo poco a poco empezó a usarlo también y también fue subiendo y ahora él también ha mejorado su nivel de energía. Antes de tomar el aceite de coco decíamos mucho que necesitábamos un látigo para hacer lo que debíamos cada día. ¡Nos acabamos de dar cuenta que no habíamos pensado eso desde que empezamos a tomar el aceite de coco! Estamos profundamente agradecidos por esa bendición.
Kay K

Yo empecé a tomar el aceite de coco después de leer su libro hace un mes. No se imagina qué diferencia ha causado en mi apetito y en mi energía. Normalmente camino como por 45 minutos al día y llego famélica después de hacer ejercicio. Ahora puedo lo doble y me sobra energía y no siento hambre. He bajado unas cuantas libras y me siento muy bien. Tengo 58 años y solo me duele no haber tenido esta información años atrás.

SM

Hablando como atleta competitiva (tengo 36 años y hago el ciclismo y levanto pesas) siento que, de cualquier modo, el aceite de coco me funciona en el cuerpo, de una manera u otra me ayuda a recuperarme de mis ejercicios en una manera sorprendente (no tomo ningún otro complemento más que el aceite de pescado). He hecho menos ejercicio que antes y por cualquier razón he tenido muy buenos resultados con lo poco de ejercicio que hago me siento más fuerte que cuando tenía 20 años. Es asombroso porque los ciclistas se retiran entre los 30 y los 32 años y no sé de dónde me viene la energía sino que ¡de alguna manera viene del aceite de coco!

RO

Se puede tomar el aceite de coco a cualquier hora del día. Sin embargo, yo no recomiendo tomarlo muy tarde en la noche o justo antes de acostarse como el siguiente ejemplo lo explica.

Me di cuenta la primera semana que tomaba el aceite de coco antes de irme a dormir no podía. De repente me sentía bien despierto. Entonces, creo que habrá estimulado mi metabolismo. Dejé de tomarlo antes de dormir y ya me duermo sin problemas.

LM

Mucha gente ha tenido problemas al dormir después de tomar el aceite de coco muy noche. Yo recomiendo que no tomen el aceite antes de tres horas antes de dormir. Por otra parte si necesitan mantenerse despiertos muy tarde éste le ayuda. En vez de tomar una taza de café, una taza de aceite de coco le ayuda igualmente. Aunque el aceite de coco no tan potente como el café, sus efectos duran un poco más.

47

Bajar de peso

En cuanto a la salud uno de los problemas que sigue recibiendo atención internacional es el número de personas que están demasiado gordos y obesos. A pesar de que estamos reduciendo las calorías y quitando la grasa nos seguimos haciéndonos más gordos. Las dietas no parecen ayudar. Aún esas que fintan funcionar no ayudan porque en cuanto dejamos la dieta regresan los kilos. El único método que parece funcionar es manteniéndonos en la dieta para siempre. Por otra parte la mayoría de las dietas son tan restringidas que nadie quiere seguirlas para siempre. Si con dos o tres meses ya es suficiente.

Las mejores dietas son las que se pueden incorporar al estilo de vida sin tener que hacer grandes cambios. De esta manera la dieta es más fácil de aceptar y mantener. Simplemente cambiando el tipo de grasa que uno come puede tener un gran impacto en su salud y en su peso.

Uno de los efectos secundarios que reportan frecuentemente por la gente que usa el aceite de coco es que cuando empiezan a usar el aceite de coco bajan de peso más de lo que esperaban. Con tan sólo agregar aceite de coco a sus dietas puede resultar en pérdida de peso.

La gente pregunta, "¿cómo es que el tomar grasa me ayuda a bajar de peso?" El aceite de coco sólo ayuda a promover la pérdida de peso a los individuos que están sobrepeso de diferentes maneras. Como vimos antes, el aceite de coco ayuda a balancear el azúcar en la sangre que atenúa el azúcar y los antojos. Si usted no tiene antojos no estará picando galletas, chips u otras golosinas que estimulan el subir de peso. También aprendimos que el aceite de coco estimula el metabolismo e incrementa la energía ayudándole a uno a ser más activo. Esto también ayuda a quemar las calorías. Así que podrá merendar menos y usar más calorías al mismo tiempo lo que aumenta el nivel de la actividad física.

El aceite de coco reduce el hambre. Cuando el aceite de coco se agrega en un alimento se satisface más pronto y, por lo tanto, uno come menos. El aceite de coco también retrasa la digestión para que la digestión de los alimentos sea más completa.

Mientras se retrasa la digestión, el hambre se atrasa también. Por consecuencia, no se pican las golosinas entre las comidas. El efecto general es una reducción en la consumación de las calorías. Se comen menos calorías lo que causa que haya menos calorías para convertirse en grasa. Dependiendo de otros aspectos de su dieta uno experimenta una pérdida grande del peso exceso como lo testifican las siguientes personas:

Yo perdí 20 libras cuando empecé a usar el aceite de coco-después de tratar de bajar de peso por años. Sé que fue el aceite porque al mismo tiempo mi hija también bajó de peso, como 10 libras, sólo por haber cambiado todos los aceites por el de coco.

Las libras que bajé no regresaron por mucho tiempo, sin embargo, empecé a relajar mi dieta y empecé a comer demasiada chatarra llena de grasa-muchos carbohidratos, ¡a veces es difícil abandonarla viviendo en una sociedad que adora tales cosas! Volví a subir 7 libras; pero hace 2 semanas que me disciplino y estoy bajando de peso otra vez, y muy rápido también. Noté que mi energía aumentó con el aceite de coco. ¡No puedo vivir sin él!

Sharon M

Yo intenté ponerme un vestido esta mañana pero o todo estaba muy flojo o tristemente demasiado apretado, finalmente encontré un vestido talla 16 que me quedó un poco justo pero después de ser una talla 20-22 por muchos años me emocionó ser una talla 16 otra vez, aunque sea una talla justa. He estado tratando de bajar de peso este año y el aceite de coco definitivamente me está ayudando...He bajado 22 libras sólo agregando el aceite de coco a mi dieta.

ST

El plan Atkins se ha convertido en un estilo de vida permanente para mí. Agregué aceite virgen de coco hace nueve meses. Ya bajé 55 libras y mi doctor está muy contento con los niveles de mis lípidos.

Anne

Yo perdí casi 90 libras en tres años usando el aceite de coco. Yo comía aproximadamente 2500 calorías al día y hacía muy poco ejercicio. Claro que se necesita comer calorías saludables. El agregar aceite de coco a una dieta de puras golosinas no ayudaría en casi nada.

AG

49

El aceite de coco no sólo ayuda a bajar de peso sino que también mejora la salud en general. Puede que haya otros beneficios que sean más importantes que simplemente bajar de peso.

Simplemente tomo una cucharada tres veces al día con mis alimentos. Tres días después de empezar la rutina me llegó un montón de energía ese sábado por la mañana que me ayudó hasta muy después del almuerzo. Me sentí como si iba a saltar fuera de mi propi piel y no se imagina cuánto hice ese día. Mi estado de mente parecía estar más alerto, me enfocaba más en mis obras sin distracción y no me cansé después de hacer todos mis quehaceres los cuales que incluían andar por todo el supermercado; y siempre estaba a la carrera en vez de pasearlo como lo hacía antes.

Aparte de mi gran energía mi humor se estabilizó mucho-ya no altibajos-¡aún con la caperucita (menstruación)! Mi esposo me dijo ayer que mi piel estaba muy suave como seda y ¡ni siquiera me he puesto loción desde que empecé a usar el aceite! No les doy los detalles pero parece haberle dado un arranque a mi libido también. Bueno, la energía es la energía o ¿no?

He bajado dos libras. El aceite combinado con mis alimentos me ha ayudado a sentirme lleno más rápido y mis antojos prácticamente han desaparecido (y yo hubiera comprado acciones en la Bolsa hace mucho) Irónicamente, la razón por la cual decidí probar el aceite de coco fue para bajar de peso, pero con los otros maravillosos beneficios que tiene el aceite, ya no pienso en el bajar de peso todo el tiempo.

Teresa

¿Cuánto aceite de coco se necesita al diario para bajar de peso? La recomendación general es entre 2-4 cucharadas diarias preferiblemente antes de comer o durante el alimento. Algunos han tenido muy buenos resultados con sólo 2 cucharadas o menos, mientras otros prefieren 4.

Con tal de que tome mis 3 cucharadas o más del aceite de coco en la mañana es suficiente para el resto del día. Cuando almuerzo o

ceno no siento la necesidad de tragar mucho como antes. Realmente siento la necesidad de comer menos.
Dawn

Yo he estado tomando aproximadamente 1 cucharada de aceite virgen de coco desde junio. Con esa cucharada y cuidando lo que como y cuanto he perdido 20 libras.
Debra

Su libro, The Coconut Oil Miracle, *nos ha influido a mi familia y a mí inmensamente. Bajé de una talla 16 hasta una talla 12 en menos de un mes, tan sólo comiendo 3 cucharadas de aceite de coco orgánico al día y preparando mis alimentos con sólo el aceite de coco y la leche de coco. Nuestro hijo se acaba de graduar del colegio quiropráctico de california y en sus seminarios y en sus clases él nos enseñó que el aceite de coco es una grasa saludable. Luego encontramos su libro y ahora no usamos ningún otro aceite.*
June L

Tengo 37 años, soy obesa y me cuesta trabajo bajar de peso. Uso aproximadamente 2 cucharadas del aceite virgen de coco sin hacer ejercicio ni seguir ninguna dieta. He bajado 14 libras en cinco semanas. Ya se me acabó el aceite de coco virgen y por las siguientes 4 semanas mantuve mi mismo peso. Ya empecé a usar el aceite de coco otra vez sin cambios en mi dieta o ejercicio y ya bajé 5 libras más. ¡Estoy tan emocionada!
Diana B

Alguna gente come 4 cucharadas de aceite de coco o más diario. Esto es más de lo que se recomienda, pero para unos les sirve especialmente si son activos.

He estado usando el aceite virgen de coco por cinco semanas más o menos-4 o 5 cucharadas al día. Se lo pongo a mis ensaladas (junto con el aceite virgen de oliva), le pongo una cucharada a mi avena cada mañana, se lo pongo a la salsa de mi pasta, se lo agrego a mi arroz, y lo uso en mis licuados.

51

Soy atleta profesional de 25 años así que noto los cambios físicos muy fácilmente. Yo siempre he competido en la clase de 150 libras o más hasta que empecé a tomar el aceite virgen de coco, a ese peso no recuerdo haber estado nunca antes (tengo 56 años)

Esta mañana pese 140 libras. Ha sido maravilloso bajar tanto de peso en las últimas cinco semanas. No recuerdo haber pesado tan bajo antes en mi vida.

NV

Si no está acostumbrado a comer tanta grasa no le recomiendo tomar 3-4 cucharadas de aceite de coco. Una gente lo puede hacer, pero la mayoría no.

Acabo de empezar a tomar el aceite virgen de coco hace dos semanas y he notado varias cosas.

1) Mi apetito ha disminuido mucho. Ya no se me antojan las golosinas tanto excepto en ciertos días del mes.

2) Empecé tomando 2-3 cucharadas de aceite virgen de coco cada mañana, pero ahora tomo menos porque me causa diarrea. Ahora tomo 1 cucharada.

3) Yo subo muchas escaleras donde trabajo y antes me cansaban mucho, pero ya no.

Chris

El aceite, cualquier aceite, puede tener un efecto laxativo. Limítese a 1 cucharada la primera vez. El cuerpo necesita unas cuantas semanas para ajustarse a un consumo más alto de grasa. Mientras su cuerpo se adapte, vaya aumentando la cantidad de aceite que tome. Puede que la gente que es muy sensible no pueda aguantar ni una cucharada. En ese caso empiece con 1 cucharadita.

También le recomiendo que no coma todo el aceite a la vez, divídalo en 2 o 3 porciones y tómelas a través del día. Si usted toma 3 cucharadas de aceite de coco diarias, divídalas en 1 cucharada cada vez que coma. Si usted toma 1 cucharada entonces divídala en 1 cucharadita cada alimento.

No simplemente agregue el aceite de coco a su dieta. Para los mejores resultados en bajar de peso necesita reponer otros aceites que esté usando con el aceite de coco. También necesita seguir una dieta balanceada con muchas frutas, muchos vegetales y granos. No puede seguir comiendo pastelitos y dulces todos los días y esperar bajar de peso mágicamente. Necesita comer sano y cuidar cuánto come.

Algunos se quejan de que aún después de agregar el aceite de coco a su dieta no pierden el mismo peso que otros reportan perder. Unos hasta dicen que suben de peso. Si esto le sucede a usted, fíjese en los tipos y las cantidades de alimentos que toma.

Cuando finalmente me empecé a fijar en lo que estaba comiendo me di cuenta que era demasiado. Empecé a comer menos y continué tomando el aceite de coco y ahora mis pantalones son 3 tallas más chicos y tengo más energía que nunca. Ya no me ando pesando porque cada cambio bueno o malo afecta la motivación de uno. Mejor use una cinta o su ropa para ver cómo está cambiando su cuerpo realmente. Esconda la escala por un tiempo.
JS

¿Cuál es la mejor manera de tomar el aceite de coco? Mucha gente lo toma a cucharadas como cualquier otro suplemento. Un aceite virgen de coco de buena calidad aún tiene el sabor del coco y sebe rico. Sólo que hay gente que no le gusta meterse aceite en la boca. Está bien. Yo les recomiendo a aquellos que lo metan en su comida. Preparen sus alimentos con el aceite de coco. Cocine y hornee con él tal y como lo haría con cualquier otro aceite.

Yo tomo 4 cucharadas y lo uso a miles de maneras. Mi desayuno hoy fue dos cucharadas en mi plato de frijoles pintos con arroz. Cuando cene voy a usar las otras dos cucharadas en mi ensalada. Me ayuda a calentarme y he bajado 10 libras desde que empecé a usarlo hace dos meses.
Linda

Hay gente que reporta haber bajado de peso simplemente agregando el aceite de coco a sus dietas. Pero para los mejores resultados necesita quitar los otros aceites y seguir un plan de dieta sensible.

Ya llevo 3 semanas en la primera fase del "plan para un estilo de vida saludable" del libro del Dr. Fife Eat Fat, Look Thin. *Lo sigo con precisión y tomo 1 cucharada de aceite de coco en cada alimento. ¡Perdí 8 libras la primera semana!*

Sharon G

Para aquellos que realmente se interesan en bajar de peso y mantenerse en forma les recomiendo mi libro *Eat Fat, Look Thin*. Vea la página 79 para más detalles. Si ha tratado de bajar de peso usando el aceite de coco y ha tenido poco éxito les recomiendo este libro para ayudarse en el proceso.

Si el aceite de coco ayuda a que la gente pierda de peso, ¿Qué de aquellos que están muy flacos? ¿Van a bajar de peso al tomar el aceite de coco? Claro que no. El aceite de coco tiene un efecto bidireccional o balanceado, la gente obesa baja de peso mientras los que están muy delgados suben de peso. Lo más gordo que esté uno, tendrá más efecto el aceite de coco para bajar de peso. En cuanto se acerque más a su peso normal para su altura deja de bajar de peso.

Unos se preocupan tanto de su peso que quieren bajar más de lo que deben y se vuelven muy flacos. Ese tipo de gente va a subir un poco de peso hasta balancearse. Así es que si busca una manera para estar flaco, ésta no lo es.

El embarazo y la leche

Puesto que el aceite de coco tiende a promover la pérdida de peso, ¿es bueno para las futuras madres? Los bebés necesitan toda la nutrición que las madres les puedan ofrecer, entonces las madres deben cuidar su dieta. Lo mejor que puede hacer para el bienestar de su bebé es tomar amplias cantidades del aceite de coco. Como acabamos de ver el aceite de coco tiene un efecto balanceante para su peso y no es nada peligroso. Si necesita subir de peso le ayudará. Si necesita bajar de peso, también le ayudará.

El aceite de coco es ideal para las madres y sus bebés. Una de las maravillas del aceite de coco es que enriquece la leche materna con TCM que ayuda a la salud. Un porcentaje alto de TCM en la leche mejorará la digestión, el absorbo de la nutrición, y la protección contra los organismos infectantes. Una de las mejores cosas que una madre que siga dando el pecho pueda hacer para su bebé es tomar 2-4 cucharadas al día. El niño comerá mejor, dormirá mejor y se sentirá mejor. También reduce los problemas saludables más comunes como la cólica y las aftas. Las madres reportan a menudo que tanto el crecimiento como la salud de sus niños mejora al tomar ellas el aceite de coco o al dárselo al bebé.

Hace unos meses le recomendé el aceite virgen de coco a una madre joven que le daba el pecho a su bebé. Desde luego que esto aumenta el contenido de TCM en la leche de la madre. Al bebé le encantó tanto la leche que casi se ahogaba tragando y todavía quería más y creció 5 centímetros (2 pulgadas) en dos semanas cuando la madre empezó a tomar el aceite virgen de coco.

Ahora el babé ya no toma el pecho pero la mamá le sigue dando una cucharadita de aceite de coco al darle de comer.
HR

Yo tengo una experiencia personal en esto. Por cierto, esta es la razón por la cual empecé a tomar el aceite virgen de coco. Mi bebé estaba muy chiquita y me di cuenta que algo estaba mal. Nuestro pediátrico no pudo ayudarnos, me dijo que puesto que mi hija no estaba bajando de peso estaba bien. Finalmente fui al doctor naturopático y le expliqué mi situación (aparte de que mi nena no crecía más de unas cuantas onzas, yo tenía la depresión postparto). Mi bebé besaba nueve libras y yo le seguía dando el pecho los últimos seis meses. Él me dijo que probablemente no tenía las grasas buenas en mi sistema. Eso explicaría el por qué mi leche no le daba la grasa necesaria a mi hija para crecer y también probablemente el por qué sufría de la depresión postparto. Empecé a tomar el aceite de coco cuando mi bebé tenía cinco meses. ¡Dos meses después subió tres libras! También desapareció mi depresión.

Regresamos para checar su peso a los nueve meses y había subido otras dos libras y no sólo subió de peso sino que llegó al porcentaje normal para su edad, etc. También noté que estaba desarrollando nuevas habilidades al mismo tiempo, cosas que antes no podía hacer. Mi pediatra se impresionó tanto que me preguntó qué hice diferente. Me puse nerviosa y no quise decirle, pero en realidad, la única diferencia fue que empecé a tomar aceite virgen de coco. Así que se lo dije y no me regañó ni me trató como si estuviera loca. Hasta tomo nota del cambio en su tabla.

Jan

No sólo ayuda a que el bebé tenga una buena alimentación y nutrición sino que la mamá también lo recibe. Aún antes de dar a luz mientras el feto se está desarrollando, el TCM ayuda en su desarrollo y le protege también.

En muchas islas del Pacífico y en el sudeste de Asia es una tradición que las mujeres agreguen el aceite de coco o el coco en sus dietas, especialmente durante los últimos meses antes de dar a luz. Su creencia es que el coco les ayuda a que el parto sea más fácil y que los bebés estén más fuertes y más saludables. Al rasgo de las generaciones han sido testigos de cómo el aceite de coco protege a ambos la madre y el infante.

Acabo de recibir una carta de una persona cuya amiga tiene un bebé que se salvó usando el aceite de coco. Ella cuenta su historia.

Tengo algo que compartir con ustedes acerca del aceite de coco. Mi hermana en fe (ambas vamos a la Iglesia de Cristo) Mechelle Mandal Tirol, de 33 años, quien a los siete meses de embarazo tuvo problemas. Le tomaron un ultrasonido para saber el sexo del bebé, pero cuando le dijeron que había perdido líquido amniótico y sólo le quedaba 9.8 cm de líquido. La admitieron en el hospital. Le dieron medicamentos y le aconsejaron que tomara mucha agua. Después de tres días en el hospital su Índice de Líquido Amniótico (ILA) bajó hasta los 6.2 cm.

Su doctor le dijo que si llegaba al nivel crítico de 4.0 cm, tendría que tener una cesárea. Mechelle estaba tan preocupada porque el bebé apenas llevaba siete meses y sería un parto prematuro.

Mas aparte, tenía otros problemas. El movimiento fetal había bajado dramáticamente, tenía una infección del tracto urinario (ITU), y sus labios estaban tan secos que se cortaban.

Convenció a su doctor a que la dejara ir a casa para poder ir a la iglesia el siguiente día, domingo, y preguntarle a su pastor que orara por ella y por su bebé. Y otra cosa más, también quería verme para hacerme preguntas acerca del aceite virgen de coco. Su doctor estaba muy preocupado por su condición y estaba muy inseguro al darla de alta. Mechelle le prometió regresar el lunes y tomarse otro ultrasonido y si los resultados seguían siendo negativos se haría la cesárea.

El domingo por la tarde después de los servicios me preguntó del aceite virgen de coco y me explicó su condición. Me hico estas preguntas: "¿El aceite de coco me puede ayudar con mi condición?" y "¿Cuántas cucharadas debo tomar?" Pensé en lo que leí en su libro que si en cualquier momento no se siente bien, uno puede duplicar la dosis. Le dije que tomara 30 ml (2 cucharadas) en cuanto llegara a casa, 30 ml antes de dormir esa misma noche, y otros 30 ml después de desayunar al siguiente día. "Ora mucho y no pierdas la esperanza". La cita para su ultrasonido era a las 10:00 de la mañana.

El lunes por la tarde me llamo muy entusiasmada por los resultados del ultrasonido. Su IFA subió desde 6.2 cm hasta 7.3. Ahora se siente mucho mejor. Su ITU desapareció y sus labios ya no están secos. Todo eso sólo con 90 ml (6 cucharadas) de aceite virgen de coco). ¡Qué milagro tan maravilloso!

Cinco días después su IFA midió a 8.0 cm. El movimiento fetal también ha mejorado. Los doctores se sorprendieron con los resultados y todos le preguntaban qué había hecho. Mechelle no les decía. No se le tuvo que hacer la cesárea y hasta hoy el bebe y la mamá están muy bien.

No puedo creer que el aceite hace la diferencia, salva vidas, y ayuda con cualquier condición de la salud que tenga uno. Dios nos ha bendecido tanto, tanto, tanto al habernos dado el coco – el árbol de la vida.

Muchísimas gracias, Dr. Bruce por haber tomado el tiempo para leer mi carta.

Rosemarie R

La palma del coco es bien llamada el "árbol de la vida". Así la llaman los de las islas pacíficas porque entienden sus propiedades que promueven la buena salud.

Capítulo 5

Un tónico de multiusos para la salud

A través de la historia el aceite de coco se ha usado por todas partes del mundo tanto como alimento como medicina. Desde los días antiguos ha sido reconocido por sus sorprendentes propiedades curativas. En las islas del pacífico el aceite de coco sirve cono la base de sus medicinas. El aceite de coco se aplicaba, se tomaba internamente, y también se combinaba con varias hierbas y extractos de las plantas. En india el aceite de coco ha tomado un papel importante por miles de años en la medicina Ayurvédica. En China, los antiguos textos de medicina de hace 2,000 años describen el uso del aceite para tratar y curar no menos de 69 enfermedades. Cuando los arqueólogos descubrieron la tumba del rey Tutankhamen en Egipto a principios de los años '20 descubrieron entre tanta reliquia un texto médico de 1300 a.c. En este libro encontraron referencias al uso médico del aceite de coco.

Hoy en día el uso del aceite de coco se mantiene en varias formas de medicina tradicional a través del mundo. En Fiji y otras islas pacíficas se usa como una pomada para curar heridas y para rejuvenecer la piel y el músculo. En Centro- y Sudamérica el aceite de coco se consume a tragos para vencer enfermedades infectantes. En las Filipinas se toma oralmente y típicamente para cualquier enfermedad imaginable.

En años recientes la ciencia médica moderna a tenido interés en el aceite de coco. Los estudios han descubierto secretos de las propiedades sanables de este aceite extraordinario. Lo que los investigadores aprenden es sorprendente.

Se han documentado en estudios médicos ya publicados numerosos beneficios asociados con el aceite de coco y los ácidos grasos de cadena mediana. Los estudios muestran que el aceite de coco mejora la secreción de la insulina y el uso de la glucosa en la sangre; mejora el absorbo de la vitamina y el mineral; apoya la función del sistema inmune; protege contra el cáncer; bloquea los efectos peligrosos de muchas toxinas; apoya la función de las tiroides; y ayuda a proteger contra las enfermedades del hígado, los riñones, y la vesícula. Con razón se ha estado usando el aceite de coco extensivamente a través de la historia, por sus propiedades medicinales.

La oxidación y los radicales libres

Los ácidos grasos de cadena mediana en el aceite de coco son químicamente estables. Uno de los problemas con la mayoría de los demás aceites es que no son muy estables. Las grasas poli no saturadas son muy delicadas y de dañan muy fácilmente con la exposición al oxígeno, al sol, y al calor. Cuando estos aceites se exponen a estas condiciones empiezan a oxidarse, se comienzan a poner rancios. Los aceites rancios son muy peligrosos.

Cuando el aceite de oxida crea moléculas tóxicas conocidas como radicales libres. Los radicales libres son moléculas altamente reactivas que atacan a las moléculas que estén a su alcance, las cuales también se convierten en radicales libres, las cuales en torno atacan otras moléculas en una cadena reactiva continua y destructiva. En el momento que las moléculas se transforman en radicales libres, están ya dañadas permanentemente. Las células y los tejidos que contienen moléculas dañadas no funcionan bien.

El daño del radical libre está conectado a la pérdida de la integridad del tejido y a la degeneración del cuerpo físico. Mientras los radicales libres atacan las células, se va dañando el tejido progresivamente. Los investigadores han identificado por lo menos 60 problemas de la salud asociados con los radicales libres (vea tabla

Tabla nº 1: La enfermedad y los radicales libres
Algunas de las condiciones más comunes implicando la degeneración del radical:

Enfermedades del corazón	Colitis	Senilidad
Cáncer	Fatiga crónica	Gota
Diabetes	Menstruación	Dismenorrea
Eczema	Ataque de apoplejía	Fiebre de heno
Artritis	Flebitis	Hipertrofia Próstata
Várices	Insomnio	Cataratas
Pérdida de memoria	Aterosclerosis	Estreñimiento
Cálculo renal	Derrame cerebral	Alzheimer
Depresión	Soriasis	Parkinson
Asma	Acné	Prostitis
Alergias a la comida	Lupus	Esclerosis múltiple
Úlceras	Hemorroides	Quiste en el pecho

nº 1). Los radicales libres no causan todas las enfermedades pero sí están involucradas de una manera u otra. De hecho, se ha sugerido que la mayoría de los daños causados por las enfermedades no es el resultado de la enfermedad misma sino de las destrucciones que causan estos radicales libres que la acompañan.

Las infecciones, las heridas, las radiaciones, las toxinas y los contaminantes son tan sólo ejemplos de las muchas cosas que pueden estimular o promover la generación de los radicales libres. Diariamente nos exponemos a las influencias que forman estos radicales. Afortunadamente tenemos una defensa natural en forma de antioxidantes. Los antioxidantes impiden que se formen los radicales libres y también bloquean las reacciones en cadena de los mismos radicales. Obtenemos antioxidantes de los alimentos que tomamos. La vitamina A, C, y E funcionan como antioxidantes. Los minerales tales como el zinc y el selenio se usan para formar estas enzimas antioxidantes creadas en nuestros cuerpos.

Los radicales libres se siguen formando continuamente en nuestros cuerpos y, consecuentemente, los antioxidantes se usan constantemente para combatirlos. Si se nos acaban las refuerzas antioxidantes, aumenta el número de los radicales libres. Un nivel bajo de los antioxidantes

61

estimulan o empeoran muchas de las condiciones mencionadas en la tabla n° 1.

Uno de los problemas con los aceites poli no saturados o mono saturados es su vulnerabilidad a la oxidación dentro del cuerpo. Si las reservas de los antioxidantes están bajas pueden generar cantidades abundantes de radicales libres. En un nivel celular dentro del cuerpo el AGCM del aceite de coco actúa como antioxidantes protegiendo a los aceites poli no saturados o mono saturados de la oxidación. Al consumir el aceite de coco regularmente puede ayudarle a proteger le de las condiciones asociadas con los radicales libres.

La inflamación

La inflamación es un proceso defensivo iniciado por el cuerpo para empezar a sanarse. Cuando tiene una herida o una infección, la inflamación es una reacción automática. Cuando esto sucede, la circulación de la sangre aumenta en el área infectada. Esto causa una inflamación, genera calor, y también aumenta el dolor. Este proceso aumenta la cantidad de las células blancas de la sangre para combatir la infección y apresura el alivio.

Cuando la inflamación funciona como deben apresura la curación. Por otro lado, si la inflamación se estimula constantemente puede crear un problema. La inflamación acompaña muchos problemas con la salud. Si el problema continúa la inflamación puede volverse crónica causando mucho dolor y malestares. La inflamación crónica puede dañar el tejido y estimula el crecimiento de la cicatriz, costra y escara. Aterosclerosis o el endurecimiento de las arterias es un resultado de las inflamaciones crónicas. Si las arterias se inflaman crónicamente las cicatrices, la grasa, y el calcio se depositan constantemente. Esto provoca que las arterias se endurezcan y u bloque en el canal de las arterias, resultando en un ataque cerebral o al corazón.

Muchos problemas de la salud son asociados con la inflamación crónica. Aparte de los ataques al corazón también hay la diabetes, la artritis, la enfermedad de Crohn, el lupus, esclerosis múltiple, colitis ulcerativa, eczema, soriasis, y otros más. Los que usan el aceite de coco han reportado alivio de los síntomas asociados con todas estas condiciones. Una de las razones por la cual el aceite de coco funciona es porque calma la inflamación y los ardores. El tratamiento estándar para la inflamación es tomar drogas antiinflamatorias. A pesar de que los efectos antiinflamatorios del aceite de coco no son tan fuertes como el de las drogas, no tiene efectos secundarios y el alivio es permanente, así que no solamente reduce la inflamación.

Los muchos beneficios del aceite de coco

La habilidad que tiene el aceite de coco para mejorar la digestión y la absorción de los nutrientes, aumentar la energía, fortalecer el sistema inmune, luchar contra las infecciones, bloquear la formación de los radicales libres que son tan destructivos, y calmar las inflamaciones crónicas lo convierte en una herramienta poderosa para estimular la buena salud.

Ningún otro aceite se compara en el potencial que tiene el aceite de coco para mejorar la salud. Por esa razón el aceite de coco puede tener un muy buen efecto en varios problemas de la salud. Puesto que el aceite de coco funciona con un buen número de problemas médicos, los profesionales que están familiarizados con el aceite de coco lo recomiendan por cualquier condición que tenga cualquier persona. Aunque no ayude con cualquier problema en nada daña. El aceite de coco no daña y ayuda con mucho. Aunque no alivie un síntoma en particular nos beneficia por todos los otros beneficios que tiene. Puede que no le cure su apendicitis pero le mejorará la digestión, fortalecerá su sistema inmune, le dará más energía, etc. Ha habido muchos que toman el aceite por un malestar que tienen y se dan cuenta que les cura otro.

Molestias y dolores

Uno de los comentarios que he oído de los que usan el aceite es que les ayuda a aliviar molestias y dolores asociados con una variedad de condiciones físicas. La artritis, la gota, la mialgia, y aún otros dolores misceláneos de orígenes desconocidos han mejorado como lo podrán verificar en los siguientes testimonios.

Yo caminaba y golfeaba como parte de mi programa de ejercicio, por lo menos 9 hoyos cada día y 18 cada fin de semana. Mis talones me empezaron a doler constantemente. Tuve que dejar el campo frecuentemente, y apenas podía caminar de mi camioneta a la puerta cuando llegaba a casa. Oí algo del aceite virgen de coco (AVC), empecé a leer acerca de su habilidad de reducir la inflamación, ya estaba a punto de darme por vencido y dejar el golf.

Empecé a tomar el aceite de coco tres veces al día. Mis talones se sintieron mejor inmediatamente pero sólo a mitades. Eso me bastaba. No dejé de jugar el golf y mis pies continuaron sintiéndose mejor poco a poco cada día y después de un mes y medio me alivié del dolor por completo. Me di cuenta de esto cuando caminé los 18 hoyos cada día por 5 días. En la noche mis pies se sentían bien sin nada de dolor y al siguiente día igual.

Como pilón, los callos que tenía en los dedos de mi mano izquierda eran gruesos y se pelaban mucho de tanto tocar la guitarra. Tenía que limarlos para poder tocar, y las puntas de mis dedos estaban tiernas. Todo eso se me fue. Todavía tengo ampollas, pero ahora están blandas, ya no tengo que limármelas, y mis puntas de los dedos ya no me duelen más. Ahora puedo tocar todo el tiempo que quiera.

Rodney L

Empecé a tomar el aceite virgen de coco hace como 3 semanas. He tenido artritis y dolores de la espalda. Siempre me dolía al levantarme pero desde que empecé a tomar el aceite de coco me levanto y me paro sin problemas. Pensaba que iba a tener que comprar un nuevo colchón puesto que me dolía mucho mi espalda pero ahora no tengo ningún problema (de todas maneras voy a comprarme el nuevo colchón). Sólo quería decir que estoy convencido del aceite de coco y se lo he recomendado a mi familia y a mis amigos y me dicen que han tenido grandes resultados también.

Annette R

A mí me ayudó con mi gota. No he tenido ningún tipo de ataque por más de 9 meses...Mi gota estaba tan mal que me despertaba a medio sueño gritando. No aguantaba nada de presión en mi pie o en mis pies (dependiendo el ataque). Me ponía varios pares de calcetines

de lana, usaba placas de calentamiento cuando estaba inmóvil, y compré demasiados zapatos tratando de encontrar unos cómodos. Ahora uso chanclas o huaraches y camino cuanto quiera y ya no me molesta nada.
RB

Tengo 68 años. He tenido mialgia por los últimos 8 años. Los dos últimos meses he estado tomando 3 cucharadas diarias de aceite de coco. El dolor ha bajado tremendamente y ahora duermo mejor que antes.
Naomi M

He tenido artritis por varios años. Me levantaba de mi silla como una mujer de 80 años y caminaba 8 a 10 pasos encorvada. Era muy difícil para mí sentarme en algo duro como el suelo y demasiado difícil levantarme de él. Las escaleras eran tan difíciles y dolorosas.

Hace 5 años me deshice por completo de todos los aceites que tenía y empecé a usar el aceite virgen de coco. Tratamos de alcanzar la cantidad mágica de 3 a 4 cucharadas al día pero no siempre lo lográbamos. Gradualmente, al curso de tres meses el dolor bajó poco a poco hasta que un día al despertar el dolor desapareció. Mi artritis en mis caderas y los dolores de músculo desaparecieron. Han sido cinco años y la artritis no ha regresado.
AF

Tengo 38 años y heredé osteoartritis y tengo las rodillas de alguien mucho más vieja. Tanto mi madre como mi padre tuvieron cirugía y les tuvieron que reponer sus dos rodillas. Por supuesto que yo iba a perderlas también. Mis rodillas estaban tan gastadas que se sorprendió mi médico. Que yo sepa no he hecho nada para dañarlas, fue pura hereda. Empecé a usar el aceite virgen de coco bajo el consejo de mi madre y después de dos semanas bajo lo hinchado. Mis rodillas ya no me molestan casi nada. Me pongo en cuclillas y me estiro, hasta uso la elíptica en el gimnasio sin problemas. No cabe duda que el aceite de coco fue lo me alivió.
Laurie

Estuve en un accidente de motocicleta cuando tenía 22 años (ahora tengo 55), siempre me dolían mi pierna y mi rodilla. Especialmente por la edad los problemas empeoraban. Puesto que trabajo en la computadora por horas mi rodilla y mi pierna se hinchaban y causaban un montón de dolor. Después de estar sentado por mucho tiempo era difícil caminar, eso es hasta que empecé a tomar el aceite virgen de coco. Por una razón u otra después de tomar el aceite por 5 o 6 días notaba que al levantarme y caminar un poco, mi pierna no se hinchaba como antes y la mejor parte, ¡YA NO TENÍA EL DOLOR DEBHILITANTE!
Laura

Los resultados con el aceite de coco han sido tan impactantes que mis doctores y los nutricionistas lo han notado y se lo recomiendan a sus pacientes, Aún a los pacientes con la esclerosis múltiple que sufren de una cantidad de dolor gigante responden muy bien al aceite.

Les hemos dado el aceite virgen de coco a algunos de nuestros pacientes de EM quienes se curaron después de tomarlo por dos meses y medio. La Esclerosis Múltiple afecta tanto al cerebro como al tejido del sistema nervioso y no se podía curar hasta ahora.
Dr. T.C. Cheng

Las alergias
Mucha gente reporta alivio contra los síntomas de las alergias con tan sólo tomar el aceite de coco.

Cada vez que tengo alergias y empiezo a estornudar uso el aceite de coco, pero esta vez me lo puse en la ventana de mi nariz casi hasta la parte sensible. ¡Sí funciona! También lo uso en vez de esos espráis nasales porque he oído varias cosas malas de ellos. También me sirve. Me ha destapado mis pasajes.
MB

Siempre me han molestado varios problemas de la piel causados por reacciones alérgicas a un gran número de estimulaciones de polvo y de casi todo lo que comía. Mis reacciones se manifestaban en mi piel. El aceite de coco me limpiaba y me ayudaba a resistir más lo que antes me daba alergias. Ya no tomo las medicinas para mis alergias ni tampoco he necesitado inyecciones desde que empecé a tomar el aceite de coco. ¡Qué maravilla!

Popi L

Hemos usado el aceite virgen de coco por 2 años y mi esposa casi nunca tiene fiebre. Antes tenía fiebre todo el tiempo y muchas veces tomaba anti histaminas. Desde entonces sólo ha tenido 2 o 3.

Ian G

Las hormonas

Para mucha gente el aceite de coco tiene un efecto balanceante para sus hormonas. Los desbalances de las hormonas afectan todo aspecto de nuestras vidas incluyendo nuestro humor.

He usado el aceite de coco por casi un año. Es un producto fenomenal que ha causado muchísimos cambios en mi vida. Es maravilloso. Ahora puedo tomar el sol (en Florida) y ni siquiera tengo que ponerme la loción protectora y no me quemo ni me pelo y ni siquiera se me seca mi piel. Mi piel está mucho mejor. Mi cabello tiene más brillo y tengo más energía que antes. Antes era una persona que se irritaba muy fácilmente pero usando el aceite de coco soy más calmada y no tan fea.

Carol T

Quiero decirles a todos que la leche de coco tuvo un efecto maravillosos en mi esposo de 56 años. Antes tomaba inyecciones de testosteronas, por un año las estaba tomando con buenos resultados pero muy limitados. Sin embargo, después de unos meses de tomar la leche de coco envés de las inyecciones, antes yo lo perseguía pero ahora él me persigue a mí (con una sonrisita).

RI

67

Los problemas de la próstata son resultados de los abalances en los niveles de las hormonas. Una próstata agrandada es muy común para los hombres de media edad y para los hombres de edad avanzada. Esta condición causa que uno orine frecuentemente, especialmente durante la noche.

En los últimos tres meses y medio el único cambio en mi dieta es que ahora uso el aceite de coco y tomo 6 mg de melatonin cada noche antes de dormir. Hasta ahora los efectos más notables han sido que duermo más profundo y el último mes no me he despertado a orinar. No había sentido este alivio tan esperado por más de 20 años y claro que es bienvenido.
Tracy

Tengo 62 años. Hace como 2 años he empezado a tener impulsos repentinos para orinar. Tenía que ir e ir e ir...Pero casi nada salía. Empecé a tomar el aceite de coco hace dos meces. Tomo 3 cucharadas y media al día. Desde entonces he notado una mejoría. Ya casi regreso a lo normal.
DB

El primero de febrero empecé a tomar 3 cucharadas del aceite de coco cada día. Antes tenía graves síntomas de hipotiroideas y un agoto del adrenal, y estos síntomas desaparecieron en la primera semana. Inmediatamente empocé a dormir toda la noche, y ahora me despierto alerto y refrescado después de sólo ocho horas de dormir (no es nada normal para mí). También me siento alegre y lleno de energía.
KH

Pasaba largas noches sudando al dormir. A veces despertaba con mis cobijas empapadas al siguiente día. Otras veces me enfriaba muy fácil. Desde que empecé a tomar un montón de aceite de coco a menudo ya no sudo y no me ando sintiendo caliente y fría.
AG

68

Uno de los grandes beneficios de usar el aceite de coco es que le ahorra dinero al mismo tiempo que le ayuda a mejorar su salud. Al usar el aceite de coco diariamente le ayuda a reducir su dependencia en medicamentos carísimos. Puesto que el coco es un alimento natural y no un químico hecho por el hombre, no tiene efectos secundarios peligrosos. Es completamente seguro.

Hace casi un año que empecé a tomar el aceite de coco. Desde entonces no tomo nada de medicamentos. Mi sinusitis desapareció, el asma de mi hijo también, los resfriados ya no son tan comunes en mi hogar. El dolor del artritis se fue...Hasta mi energía (juego al tenis) ha aumentado. Un beneficio notable está en nuestra defecación. Casi nunca nos estreñimos.
Tony M

Antes tenía síndrome de inquietudes en mis piernas y me volvían loca. Lo que hacía antes de llevar una vida sana era tomar un chorro de Xanax. También me deprimía mucho y tomaba muchos anti deprimentes. En ese entonces tenía una dieta baja en grasa (casi nada de grasa y nada de grasas saturadas). Después leí cómo el cerebro se compone de mucha grasa (incluyendo la grasa saturada y el colesterol) y al restringir la grasa puede afectar las conexiones neurólogas. Leí acerca de los beneficios del aceite de coco y otras grasas que antes evitaba como la mantequilla y el colesterol de los huevos. Después de tomar el aceite de coco y de empezar a comer la mantequilla y los huevos, dejé de tomar el Xanax (que estaba tomando ya por nueve años). Mi depresión y mis inquietudes en mis piernas y mi depresión desaparecieron.
Mary H

Hemos tenido una experiencia muy positiva con nuestra hija de 6 años al usar el aceite virgen de coco. Desde los 2 años tuvo una forma de la artritis que no había sido diagnosticada que le causaba quedarse inmóvil por muchos días. El pediátrico le recetó Vioxx por un tiempo (esto fue antes de haber pasado la prohibición de consumo) lo que nos preocupo un poco pero a la vez era muy triste ver a nuestra hija gateando como bebé porque era demasiado para ella caminar o verla acostada la mayor parte del día porque le dolía mucho al jugar. Le quitamos los aceites de verdura de su dieta hace 18 meses y los reemplazamos con el aceite virgen de coco y su mantequilla. Poco después conseguimos que dejara el Vioxx y casi nunca se queja del dolor desde entonces.

Ian G

En 1987 me diagnosticaron con lo que en ese entonces se llamaba el síndrome post viral, había tenido una gripa muy mala en 1986 de la cual no me recupere muy bien y mi salud se estaba deteriorando desde mediados de 1985. Tuve un relapso serio en 1993 después de una vacuna de la gripa. Desde ese punto en adelante estaba en casa todo el tiempo y casi siempre en la cama. Mi esposo (mi roca) y yo fuimos a todas partes y tratamos todo para aliviarme.

Para no hacérsela de largo, me sugirió un doctor en London que fuera a ver a un endocrinólogo en Bruselas – para ese entonces ya andaba tomando la hidrocortisona (la presión baja a los 80/30 lo cual precipitaba la prescripción).

El endocrinólogo se pasaba horas hablándonos de la dieta. No solo nos hablaba sino que nos insistía que usara el aceite de coco para cocinar y no el aceite de oliva. Nos habían regalado su libro The Coconut Oil Miracle, *con una cuba del aceite. El estaba en contra de la filosofía de abandonar las grasas por completo, nos decía que las grasas eran necesarias para crear las hormonas del cuerpo.*

El segundo royo de su teoría en la dieta era que debería seguir una dieta paleolítica: nada de granos, azúcar, lechería. No mucha fruta, un montón de vegetales y ensaladas, mas parte carne, pescado, nueces, y semillas. Mi queja era que a mí me encantaba el yogur, entonces me dejaba tomar dos a la semana como golosina. Esa dieta es muy saludable, especialmente cuando se combina con el aceite de coco y después de un tiempo llegué al punto que decidí dejar mis medicamentos. Desde septiembre del 2004 ya no tomo mis medicamentos y mi salud desde ese entonces ha mejorado dramáticamente.

Creo que mi sistema del inmune está regresando a lo normal porque me enfermé de la gripa pero me recuperé normalmente envés de languidecerme con los síntomas de la gripa por meses como antes. Todavía tengo unos cuantos problemas pequeños, pero tengo la esperanza que los me va a ir bien en los siguientes seis meses. Mi esposo también lleva muy bien su dieta. Ha perdido 35 libras (yo perdí 7 libras después de dejar los esteroides, ya estoy a mi peso normal 125 lbs.). Hace dieciocho meses justo después de cumplir los cuarenta empezó a comer la calabaza. Como dijo uno de sus amigos, a los cuarenta la gente deja de comer las calabazas no empiezan a comerlas.

Jo W

El aceite de coco es efectivo para aliviar los síntomas asociados con una gran variedad de problemas de la salud. Puesto que no es nada tóxico se puede usar para tratar casi cualquier tipo de enfermedad. Puede que no alivie todo tipo de condiciones físicas pero recuerden que es un alimento y no una droga, así que lo puede usar uno sin preocuparse de nada.

✍

Capítulo 6

Pelo bello, piel bella

Una loción natural

El aceite virgen de coco absolutamente es el mejor producto natural para la piel y para el pelo que uno puede usar. Nunca en mi vida he visto una loción, crema, o cualquier otro producto que funcione mejor que el aceite virgen de coco para aliviar y curar y rejuvenecer la piel y para embellecer el pelo. Si usted tiene piel áspera, seca, que se pela el aceite virgen de cocola volverá suave y tersa y se verá joven. He visto a gente con manos secas y agrietadas por muchos años que las han transformado en unas suaves en sólo unos cuantos días. El aceite de coco es bueno para prácticamente cualquier tipo de condición de la piel. El aceite elimina los hongos en la piel y en las uñas, la caspa, la soriasis, las verrugas, lunares, y aún manchas en la piel. También acelera el alivio de las heridas como las cortadas, las quemaduras, y los piquetes de insectos. Incluso protege del cáncer de la piel. Nunca he visto nada que funcione tan bien como el aceite de coco.

Si empieza a usar el aceite de coco en su piel prepárese a tener cambios como los que notaron las siguientes personas.

Una de mis compañeras en la clase de Thai Chi me preguntó si me interesaba usar un producto que su compañía producía. Yo ya le estaba comprando un aceite pacholí y me preguntó si me interesaba el aceite virgen de coco. "Y ¿en qué ayuda?" le pregunté y ella dijo que era muy bueno para la piel. ¡Para mí esas eran palabras mágicas!

A mí siempre he tenido pestes de de varias enfermedades. *Era tan feo que mis amigas, de pura lástima me daban los teléfonos de sus dermatólogos para que me ayuden. En ese entonces mi baño parecía un boticario así que estaba dispuesta a tratar cualquier cosa.* Desde la primera vez que me apliqué el aceite de cabeza a pieme enamoré. *Aunque no lo supiera en ese entonces, ese aceite tan delicioso podría salvarme. Después de usarlo por un mes he recibido tantos complementos, aún tres años después.*

Ahora cuando visito al cosmetólogo para recibir un facial se maravillan cómo mi piel es tal como la de un bebé. Ese es un complemento al que me acostumbré rapidísimamente. Ahora envés de venderme sus servicios, insisten en no dejarme ir sin primero darles la fuente del aceite. Aún los doctores que me trataban la piel se maravillan cómo se ve mi piel.

No tengo cicatrices visibles de un pasado lleno de dermal. Mis amigas que no me conocieron antes de curarme no me creen las historias que les cuento de mi pasado lleno de cicatrices, mientras mis amigas que me conocen desde esos días confirman que he tenido una gran transformación. Soy prácticamente una cartelera de lo que este simple y maravilloso regalo de la naturaleza puede hacer y continúa haciendo.

Estoy convencida que nunca me faltará y les seguiré diciendo a aquellos que quieran escuchar cómo me ha cambiado la vida.
Popi L

He usado el aceite de coco por tres semanas y los beneficios me siguen sorprendiendo. ¡Por primera vez en mi vida mi piel grasosa finalmente está bajo control! ¿Quién iba a pensar que poniéndose aceite en la piel antes de dormir cada noche controlaría la grasa de su piel todo el día? Tenía sarpullidos costrosos y rojos en mis pantorrillas por más de nueve meses. Después de tomar el aceite de coco por una semana casi desaparecieron por completo. Mis uñas son más fuertes. Mis talones no están tan ásperus, secas ni siquiera rasgan mis medias. Mi piel es más suave y lisa. Me encanta cómo se absorbe el aceite completamente en mi piel.
Shari

Solo quiero compartir un complemento que me dio mi esposo hace unos días. ¡Entiendan que mi esposo no es uno de esos que dan complementos nada más porque sí! Cuando él da un complemento es un gran milagro, por eso les digo que cuando me dijo que mi piel ha estado tan suave y lisa últimamente traté de no emocionarme demasiado y tratando de no perder mi compostura, le dije que debió haber sido el aceite de coco. ¡Qué emoción!

Mary

El aceite de coco hace maravillas como crema tropical, pero también puede embellecer su piel por dentro. El aceite afecta la salud de su piel. Esto tiene sentido puesto que cuando se toma el aceite afecta todo su cuerpo y sana la piel por dentro a fuera.

Desde que empecé a usar el aceite de coco para freír, ya no frio tanto como antes, para hornear en ocasiones y tomo de una a tres cucharadas diarias, la piel de mis codos y en mis rodillas ya no está seca sino suave. Y unos meses después de empezar a usar el aceite parte de una mancha negra en mi piel subió a la superficie y me lo quité. Hoy en día, meses después, el resto de la mancha también subió a la superficie y también me la quité. Ya no tengo una mancha negra. Desapareció. Ahora solo es una macha rosada y no negra. Antes tenía la mancha negra por unos 15 años a una media pulgada de mi ceja derecha, era como 1/8 de pulgada en diámetro y profunda en la piel pero bien visible.

LO

Embellezca sus manos y sus pies

Las manos y los pies son las partes del cuerpo que reciben mucho malgasto. Son las primeras partes que muestran señales del malgasto. Si busca algo que mejore la textura y la apariencia de sus manos y de sus pies el aceite virgen de coco es la respuesta.

No he tomado el aceite de coco por mucho tiempo pero le puedo decir lo que ha hecho por mí hasta ahora. Me lo he aplicado en mis talones cuatreados y varias veces sangrados que a menudo resemblaban

al cemento. Después de usarlo en mis talones por cinco noches los cuarteos se sanaron por completo y mis pies son más suaves de lo que lo han sido por años. También lo he estado usando en mi cuero y en mi cara como un hidratante y dos quemaduras en mi cara desaparecieron completamente.
Diana

Me he convertido en una misionera para el aceite de coco que tanto mi familia como mis amigas me llaman "la coco" o "la coco loca" pero aún los escépticos se impresionan con los resultados que ellos mismos reciben. Yo tenía pies secos, cuarteados, y apestosos que ninguna cantidad de bálsamos o lociones me ayudaban. En tan sólo dos días mis pies se suavizaron y dejaron de apestar, y el hongo mejoró un montón. Realmente necesité mucha ayuda con mi piel y el aceite realmente la mejoró, especialmente en mis manos. Se ve 20 años más joven.
Marilyn R

El dedo gordo de mi mano derecha tiene eczema que viene y va dependiendo en la función de mi sistema inmune. Mi dermatólogo me recetó un esteroide muy caro para tratarlo cuando apareciera. Hace tres semanas la eczema causaba que mi dedo "llorara", me daba tanta comezón y se puso tan rojo. Envés de ponerme la crema de esteroide me puse el aceite virgen de coco tres veces al día y después de unos cuantos días la piel densa y muerta desapareció y my dedo volvió a ponerse tan suave otra vez. El pilón es que el complejo de toda mi piel mientras uso el aceite de coco como una crema para dormir se volvió suave y firme. Desde ese entonces he cambiado mi aceite para cocinar con el aceite de coco y mis hijos se están acostumbrando. ¡Gracias a Dios por el aceite virgen de coco!
Lorna P

Mi madre de 92 años tiene un nervio herido en sus pies y usa el aceite de coco para masajearse los pies y los tobillos. He aquí todo ese moretón morado y horrible en sus tobillos y pies desapareció después de seis meses de aplicarse el aceite cada noche. Este producto es impresionante.
NS

Lo primero que noté fue cómo ha mejorado las manos de mi madre de 74 años que estaban en condición deplorable. Mis manos ahora son suaves y mis uñas ya no se entierran; después de sólo dos días mis manchas están desapareciendo y mis venas ya no se notan tanto como antes. La presión de mi sangre antes estaba un poco elevada ahora bajó como 20 puntos. Tengo más energía, aunque eso puede que sea simplemente porque me lo esperaba. Mi piel se ve mucho mejor— puede que mis arrugas también desaparezcan. Mi hija tenía problemas con sus pies: cuarteados, ásperos y apestosos, y ni las lociones ni los tratamientos le ayudaban. Sólo tomó el aceite por tres días y su piel está tan suave y ya no apesta.

MA

La cara y el cutis

Hay gente que duda ponerse el aceite de coco en la cara porque creen que su piel es muy grasosa y al agregar el aceite empeorará las cosas. También temen que empeorará su acné. Sin embargo, el aceite de coco mejora el cutis y ayuda a prevenir el acné.

Yo uso el aceite de coco en la cara cada noche ates de dormir. Me lavo la cara, me seco, y luego me aplico el aceite virgen de coco- no mucho. Cuando me despierto en la mañana el acné está ya seco y mi cara se ve 100% mejor con cada aplicación. Encontré que si me lo pongo antes de ir a la cama sirve mejor que cuando me lo ponía el despertar ya que mis poros se abren y se exponen al ambiente. ¡A mí me sirve bien!

Terri M

Mi cara se llenó de granos hace 4 meses y a veces se iban los granos tan rápido como llegaban, pero cuando no se iban yo me hice una pasta de coco combinando el aceite virgen de coco con harina de coco. Me puse la pasta y los granos desaparecieron y no han regresado desde entonces.

JS

76

Me empecé a aplicar el aceite virgen de coco en la cara ayer y ¡caray! Mi piel está tan suave como la de un bebé. Al principio me sentía muy grasosa pero mi piel lo absorbió todo en 15 minutos. No me quedó nada del residuo.
FI

Mi hijo se lava la cara por lo menos dos veces al día y se pone el aceite virgen de coco. ¡Le sirve muy bien! Qué alegría que encontré esto antes de que mi niña de 13 años tenga un problema de acné. Podemos mantener su piel limpia ¡antes de que empiece algo feo! También noté que las manchas cafés en mis manos se están pelando, lentamente pero seguramente están desapareciendo.
Robin

Tengo 25 años. Acabo de empezar a usar el aceite virgen de coco hace 3 semanas. Tengo piel muy sensible, irritada y muchos granos en mi espalda y en mi pecho y unos poros gigantes.
Desde los 16 años se me compraban varios diferentes cosméticos muy caros, cremas y máscaras para evitar y para deshacerme de los granos. Estos productos me causaban más manchas y la piel de mi cara se secaba. Me di cuenta que cada vez que se secaba mi piel por los productos que me ponía sólo me causaban más manchas. Tuve dolores en la espalda el mes pasado puesto que trabajaba 9 horas al día en la oficina. Mi prima me masajeó la espalda con el aceite de coco y al siguiente día me di cuenta que los granos de mi espalda se habían secado y mi espalda se siente tan suave. Así que empecé a aplicarlo en mi cara diariamente por todo el cuerpo. Ahora tengo la cara muy suave y está bien hidratada. Mis granos y manchas desaparecieron. El aceite de coco me ayudó bastante y se lo recomiendo a todos.
Jen

Mucha gente reporta que cuando se aplican el aceite de coco en la cara y en el cuerpo diariamente les previene el acné. En ciertos casos cuando unos empiezan a usarlo puede aumentarlo. En estos casos el aceite sirve como un eliminador de toxinas que las quita de la piel. El acné empeora por unas semanas pero entre más expulsa las toxinas más mejora la piel.

La dermatitis

La dermatitis se clasifica por la inflamación de la piel. Las erupciones, las urticarias, la soriasis, la eczema, y aún las infecciones de hongos pueden estar involucradas en la ocurrencia de la dermatitis. El aceite de coco a menudo ayuda a aliviar la inflamación, el dolor, y la comezón asociada con la dermatitis.

Yo tenía una erupción y no se iba de mis brazos y de la parte de atrás de mis piernas. Pues ya voy usando el aceite de coco por dos semanas y ya se fue todo. Después de todo lo que traté, algo tan simple, barato, y muy fácil de usar funcionó mejor que cualquier otra cosa.
Diane

Tengo eczema en mis manos y brazos y he probado cada crema de prescripción. Lo único que me ha funcionado en el pasado fue una grande inyección de cortisona, la cual baja mucho el nivel de la función del inmune. Le compré aceite de coco a mi hija para su pelo espeso y muy rizado, con la esperanza de que lo hidratara. De pura casualidad me puse algo del aceite en mi eczema y me ayudó mucho. Así que conduje un experimento; dejé de usar la crema medicinal y sólo me puse el aceite de coco. Me sorprendí que mi eczema mejoró un montón y ya está desapareciendo después de solo una semana. Por primera vez en todo el verano no tuve ni una grieta en mi piel ni en mis manos (¡Muy doloroso!) y mi piel se está curando.
Jen C

La mayoría de mi juventud hasta mis años de adulto tuve un caso severo de eczema que cubría la mayoría de mi cuerpo y mi doctor de la universidad de Michigan me dijo que usara el aceite de coco y la mantequilla de cacao en mi pelo y mi piel. Me ha ayudado por décadas.
MJH

78

Dos parientes míos, ambos jugadores avanzados de golf, tienen unas urticarias que les causaba mucha comezón en sus espaldas. Han ido con buenos dermatólogos y les daban prescripciones de pomadas que costaban mucho y no se deshacían de las urticarias. Me pidieron algo de mi crema y al siguiente día sus urticarias se ablandaron, y después de unos cuantos días las urticarias desaparecieron sin dejar trazos.

También uno de ellos lo usó para una infección que tenía en su dedo gordo. En sólo tres días la infección se aclaró.

MB

Me lo he estado aplicando en un sarpullido que tengo en mi pierna. Un sarpullido que ninguno de mis doctores sabe el origen. Primero un doctor me dijo que era una miliaria después un tipo de erupción con infección (no sé qué significa eso) y más y más. Nodo que me daban se deshacía de él. Desde que me puse el aceite virgen de coco casi desaparece por completo y estoy segura que desaparecerá como en otro día más o dos.

También he estado aplicándolo en los talones de mis pies porque siempre han estado tan ásperos y últimamente se han estado quebrando y sangrando. Esta semana pasada me puse el aceite virgen de coco dos veces al día. Hoy noté que mis talones están tan suaves y no se han quebrado ni han sangrado por unos cuantos días.

Ruth

Los doctores que se interesan en medios naturales para el cuidado de sus pacientes usan el aceite virgen de coco activamente reportan resultados positivos.

Si me baso en mi práctica de la clínica en El Centro Médico de Makati, los suplementos nutricionales del aceite virgen de coco bajan la severidad de la infección secundaria de la soriasis y los casos de la dermatitis no común.

Vermen Verallo-Rowell, MD
Dermatólogo

Como podemos ver, el aceite virgen de coco hace maravillas al aliviar muchos tipos de dermatitis. Puesto que la dermatitis puede tener cualquier número de causas, puede variar la reacción que cada persona tendrá. Si la causa de la dermatitis se localiza en la piel afectada, el aceite virgen de coco será muy efectivo como tratamiento. La dermatitis también puede ser un síntoma de un problema en otra parte del cuerpo como el hígado, o el colon. Las toxinas que se derraman de estos órganos se pueden expulsar por la piel causando la dermatitis. En este caso, si se aplica el aceite virgen de coco sólo tendrá un alivio temporal y ligero. El siguiente es un muy buen ejemplo.

Por casi ocho meses my suegro anterior sufría de erupciones sin explicación por todo su cuerpo. Fue a ver al dermatólogo y a su médico de familia, etc. Le recetaron antibióticos medicamentos típicos, y más. Nada le aliviaba. Cuando trataba un área, la erupción migraba a otra parte de su cuerpo. Finalmente, durante un examen dental de rutina su dentista descubrió un absceso "silencioso". No le molestaba nada porque la infección se estaba moviendo por su sistema. En tan sólo unos cuantos días de tratar al absceso las erupciones desaparecieron.

Si después de usar el aceite de coco la piel ni muestra una mejoría significante, es posible que el problema haya sido causado por otra condición en cualquier otra parte de cuerpo. En ese caso otra táctica se debería tomar.

El pelo y el cuero

El aceite de coco ayuda a estimular el color natural del pelo, le da un brillo saludable y lo protege de cualquier daño. El aceite también ayuda al cuero para mejorar la salud de la piel y deshacerse de la caspa.

Un buen procedimiento que puede seguir es masajear una cantidad abundante de aceite de coco en el pelo y el cuero. Espere entre 15 a 30 minutos para que el aceite se meta bien y después lávese el pelo con champú. El pelo y el cuero se verán y se sentirán fantásticos. Después de lavarlos a unos les gusta ponerse un poco más de aceite de coco en las manos y pasarlas por su pelo para darle un poco más de un brillo natural y previene a que se encrespe el pelo.

Antes estaba muy seco mi cuero. Me coloreo el pelo y eso era un problema. Mis orejas se secaban. Empecé a derretir el aceite virgen de coco, me lo ponía en todo mi pelo y cuero, después me ponía un gorro de vinil para la regadera y aplicaba un poco del calor de mi secadora por unos pocos minutos. Mantenía mi gorro puesto por un rato después del baño. Tuve que hacer esto sólo tres veces. Me puse el aceite en las puntas de mis orejas y las cubría con el gorro. Esto lo hice dos veces a la semana. Ahora sólo una vez a la semana, Me aplico el aceite en el cuero unos minutos antes de echarme un regaderaso (si tengo tiempo me espero una hora). Mi pelo se ve y se siente mucho mejor y ni mi cuero ni mis orejas están secos. Mi pelo se me caía mucho pero eso también ha parado.
TB

Desde que leí su libro The Coconut Oil Miracle *hace tres meses me he estado tomando por lo menos tres cucharadas de aceite de coco diariamente. Me encanta el sabor. Después de bañarme me pongo el aceite por todo mi cuerpo. Antes de lavarme el pelo, me masajeo el cuero con cantidades generosas de aceite de coco, luego leo por una hora antes de lavarme el pelo. ¡Caray! Lo que antes se sentía como paja ahora es como seda, hasta mi peluquero me preguntó que había hecho para hacerlo brillar tanto. Claro que le dije del aceite.*
RM

Yo me hago un tratamiento completo. Me masajeo aceite virgen de coco tibio en mi pelo y mi cuero. Después me pongo un gorro de ducha por veinte minutos. Esto se deshizo del cuero seco que daba mucha comezón y que se pelaba. Después me lavo el pelo con una barra champú y un poco de acondicionador. Casi no se me enreda nada mi pelo. Después de peinarme aplico unas cuantas gotas de aceite de coco en las puntas de mi pelo. Mi pelo nunca se siente grasoso, absorbe el aceite virgen de coco muy bien. Sólo se ve brilloso y saludable.
Lizmarie

Me doy cuenta que aplicando una cantidad pequeña del aceite de coco (un chorrito del tamaño de una moneda en la palma de mi mano) lo masajeo a fondo luego uso la secadora y olvídense de las puntas quebradas.

BB

Me suavizó mi pelo y le dio brillo otra vez...No me gusta juzgar las cosas muy rápido, pero honestamente ¡con tan sólo una aplicación me hizo maravillas! Me imagino que diferentes personas tendrán diferentes resultados, pero le aseguro que no le irá mal. Hasta ahora, desde ese tratamiento ya no me pelo tanto como antes. Se siente tan rico pasar mis dedos por mi pelo y sentir la textura de seda que no había tenido en tanto tiempo.

Tonia

Mi pelo, cuando acabo de lavarlo y secarlo se vuelve un poco loco así que ayer intenté usar el aceite virgen de coco como una pomada. Puse un poquito en la palma de mi mano, froté mis manos juntas hasta que la mayoría se absorbía y me puse el resto en mi pelo. ¡Era más ligero y funcionó mucho mejor que cualquier cosa que mi estilista me vendía!

Julia

He usado el aceite por casi dos semanas. Mi piel se ve muy bien, ya no está seca. Antes tenía piel muy seca. Mi pelo se ve muy bien, suave y brillante, ya no se encrespar. Mi cuero ya no está seco. ¡También mis pestañas crecieron un poco más y están un poco más gruesas! Esto es un pilón que no me esperaba. Ahora me esfuerzo aplicar un poco de aceite con un rímel limpio y claro cada mañana y noche.

LM

Algunos reportan que el uso regular del aceite de coco ayuda a prevenir la pérdida de pelo y hasta estimula el crecimiento del pelo delgado.

Siempre he tenido el problema de perder mi pelo desde la prepa. Ahora tengo 37 años. ¡Desde que tomo el aceite virgen de coco por

tres meses ya no se me cae el pelo! No cabe duda que ha sido una bendición de Dios.
Jackie

También he notado que el perfil del pelo cabelludo se está rellenando. Tengo más pelo y más grueso desde que tomo el aceite de coco y desde que me lo aplico.
BKW

Otro uso interesante del aceite de coco es para rasurarse.

Mi barba es muy gruesa...mi rastrillo jala mas mis pelos que los que corta, al menos así se siente. Me puse el aceite de coco en mi barba 10 minutos antes de rasurarme y hubo una gran diferencia. Ahora me rasuro sin problemas. Es maravilloso.

El desodorante

El olor del cuerpo, casis siempre es causado por la bacteria y el hongo causado por el sudor. Las propiedades contra los microbios del aceite de coco previenen el crecimiento de estos organismos y tienden reducir el olor. Por eso mucha gente usa el aceite de coco como un desodorante natural.

Con mucha ambivalencia usé el aceite de coco como desodorante los últimos pocos días. Me sorprendí al ver que realmente funciona. Creo que es por sus propiedades anti bacteria. ¡Una cosa impresionante!
Ellie

Lo probé hace una semana y funcionó tan bien que eché todos mis desodorantes. No toma mucho y se absorbe muy bien dejando la piel suave y lisa y da un perfume ligero de coco en vez de un olor químico que dejan los desodorantes convencionales. ¡Me encanta! Parece que no hay fin para los usos del aceite de coco.
Valerie

He usado el aceite virgen de coco como un desodorante desde el otoño pasado. Hace maravillas. Funciona tan bien como cualquier otro antitranspirante/desodorante que he usado. No hay fragancia que se compare. Tengo un trabajo que requiere mucho trabajo manual y mi desodorante de aceite virgen de coco no me ha fallado, aún cuando me caliento mucho.
Abigail

Las heridas

El aceite de coco tiene una habilidad increíble de apresurar o adelantar la curación y reducir el dolor. El aceite de coco se puede aplicar en casi toda herida incluyendo las cortadas, quemaduras, moretones, distensiones, piquetes de insectos, etc.

Su libro Coconut Cures *está lleno de información y he aprendido mucho de él. Empecé a usar el aceite virgen de coco y experimenté muchos beneficios saludables. Se lo recomiendo a todos. Como a una joven lavadora de platos, debido al tipo de trabajo que hace sus palmas siempre estaban quebradas y sangrando y sus dedos rígidos y adoloridos. Estaban tan malos que caso no los podía mover. Le aconsejé que empezara a tomar el aceite de coco y que lo aplicara en sus manos. Después de tan sólo cinco días sus palmas dejaron de sangrar y la parte más emocionante es que ahora puede mover sus dedos sin dolor.*
W. Yoong

Mi esposo llegó con una cortada en su mano. Nada que requería ir de emergencias pero sí era una cortada profunda que sangró mucho cuando sucedió. Inmediatamente fui por el aceite de coco y se lo puse en su cortada. Me dijo cuando se lo puse le dolía pero media hora después ya no. Gracias al aceite de coco.
Gail

Hace un par de días mi mano se atoró en la cuerda cuando jugábamos al juego de tira con mis estudiantes, ¡ay cuanto me dolió! Pensé que me había

fracturado un hueso. Esperé a que el moretón llegara pero sólo me dolía y me dolía más, no apareció ningún moretón excepto por una descoloración pequeña que casi no se veía en la piel, pero se me hinchó un poco. No quise ponerme más aceite de coco puesto que no se veía nada pero continuaba hinchándose y me dolía aún más. Me lo puse antes de irme a dormir, y ¡presto! Esta mañana lo hinchado se bajó y el dolor sólo era un pellizque pequeño.
RP

Me pellizqué mi dedo gordo muy feo. Se volvió morado enseguida. Estaba morado hasta la primera articulación y un poco después se hinchó. Puse aceite de coco en un envase y metí mi dedo por varios minutos. Lo hice varias veces al día. No lo creí, al siguiente día desapareció lo morado y lo hinchado.
Bonda S

Mi milagro reciente fue usar el aceite de coco en mi cabeza. He tenido un chipote en mi cabeza por más de 50 años. Debí haberme pegado el chipote cien veces, la mayor parte subiéndome y bajándome del carro. Empecé a frotarme el aceite de coco varias veces al día y ahora ya no hay chipote.
RD

El aceite de coco posee la habilidad de neutralizar muchos venenos y toxinas. Por eso se usa para tratar piquetes de insectos. Después de ser picado, frótese aceite de coco sobre el área infectada. El hinchazón, la inflamación, y el dolor bajarán.

Me pongo aceite de coco en mis talones, cara, y piernas a veces me lo pongo en mi cuello, y hombros y brazos cuando salgo a caminar. El otro día estaba trabajando en mi jardín y noté algo en mis piernas. Pensaba que era la tierra pero eran hormigas. Rápidamente prendí la manguera y me quité mis zapatos y calcetines esperando que las hormigas me estuvieran picando y que me estuviera doliendo. Las rocié y nunca sentí ni una mordida. Esperé unos minutos y me sorprendí al no tener ni una mordida. Esto nunca sucede. Tenía por lo menos 20 hormigas en cada pierna sin contar las que estaban en mis zapatos y

calcetines. *Por lo menos lo doble y ni una me mordió. Lo único que pudo prevenir que me mordieran es el aceite de coco. Usualmente me duele por una semana una sola mordida y a veces dejan una cicatriz.*
Linda

El uso regular del aceite de coco puede rejuvenecer el tejido de la piel y borrar las cicatrices.

Estoy tomando el aceite virgen de coco desde Julio y les puedo decir que lo uso después del baño para la piel. Tengo una cicatriz de una cesárea que desaparece un poco más cada día y se siente más suave. Esta no es mi primera cicatriz (tengo cuatro hijos), pero para los otros usaba la vitamina E sin los resultados positivos que el aceite virgen de coco produce ahora. Estoy tan contenta.
Marcelle

El aceite de coco es especialmente bueno para aliviar y sanar quemaduras. Nunca he visto nada aliviar quemaduras más rápido que el aceite de coco.

Mi nieta de 14 años se puso un poco de ese químico para quitar pelo es sus piernas y se quemó. Le puse algo de aceite virgen de coco en sus piernas e inmediatamente aclaró la piel y no tuvo efectos secundarios. ¡Caray! No hay fin a las maravillas de este gran aceite.
James

Una vez me quemé el dedo con la cera de mis velas. Se puso tan rojo y se ampolló. Me dolía todo el día. Cuando estaba a punto de irme a dormir me puse la crema de aceite de coco y me puse calcetines en mis manos para que la crema se quedara en la ampolla mientras dormía. Al siguiente día no tenía nada. No quedó ni una marca.
MB

La loción de sol natural

Uno de los usos del aceite de coco más viejos es como loción protectora para el sol. La gente de las islas ha usado el aceite de coco con este propósito por miles de años. En las islas donde el clima es caliente, los de las islas usaban muy poca ropa para mantenerse frescos. Para protegerse de los rayos del sol tropical se aplicaban una capa delgada del aceite en todo su cuerpo. Esto les protege de las quemaduras del sol. Mejora el tono de su piel y ayuda a mantener los insectos aparte.

El aceite de coco se aplicaba diariamente en la piel. Cuando una madre daba a luz una de las primeras cosas que hacía era aplicar el aceite de coco cubriendo al recién nacido. Cada día el aceite de coco se usaba en la piel, en cuanto crecían los niños se aplicaban el aceite de coco ellos mismos. Continuaban esta práctica el resto de sus vidas hasta que murieran. Muchos de la isla hoy continúan esta práctica.

Las primeras lociones para el sol y la piel contenían el aceite de coco como el ingrediente principal. Aun el día de hoy incluyen el aceite de coco en sus formulas. El aceite de coco tiene la maravillosa habilidad de aliviar a piel y bloquear los efectos dañinos de los rayos UV del sol. Una de las razones por las cuales es efectivo para proteger la piel es su propiedad antioxidante, las cuales ayudan a prevenir la quemadura y el daño oxidado que promueve el cáncer de la piel.

La primera vez que fuimos a Hawái fuimos a una farmacia y les pregunté qué usaban los nativos para bloquear el sol y para tratar las quemaduras. Me mostraron una botella genérica de aceite de coco. NUNCA antes en mi vida me había bronceado, siempre me quemaba y me pelaba. Con el aceite de coco me bronceo tan bien y no me quemo. Ahora mi familia está convencida y todos lo usan.
Judy

Me quemo en el sol muy fácilmente. Dejé de usar bronceadores por los ingredientes tóxicos. Leí acerca del aceite de coco y la piel, de cómo ayuda a prevenir quemaduras. Lo probé ayer y me lo puse desde la punta de mi cabeza hasta las puntas de mis pies. Claro que se absorbió inmediatamente y no se sintió grasoso para nada. Les puedo decir que normalmente no puedo estar en el sol así todo el día sin quemarme. Trabajo el mi jardín por más de ocho horas.
FC

Dejen que les diga de una amiga que fue con nosotros a pasar la noche en la playa. Mientras se bañaba en un día nublado (sin sol), su cara se puso tan roja y le salieron urticarias. Esta era una de las playas más limpias. Le di mi pomada de aceite de coco con lavanda y le dije que se la pusiera en su cara. El siguiente día desapareció. Le dije que se pusiera mucho en su cara, cuello, y sus extremos la siguiente mañana antes de meterse al agua; lo hiso y nos pasamos el día en el océano, no se quemó no le salieron urticarias ni se puso roja sino que se bronceo muy bien.

MB

Si se le olvida usar el aceite de coco o loción para el sol puede ponerse el aceite en las áreas afectadas para aliviar el dolor y curar la piel. Hace maravillas.

[My hijo] trabaja como salvavidas en un campamento para niños (de seis años o más) y llegó a casa el primer día con una quemadura, así que le pusimos aceite de coco y se aclaró durante la noche.

JA

Al comer el aceite de coco protege su piel de las quemaduras. Cuando el aceite se consume, el aceite fortifica la piel así que se vuelve más resistente al sol. Desde luego que para la mejor protección debería ponerse el aceite en la piel también.

Empecé a tomar el aceite de coco hace año y medio. Durante este tiempo he eliminado por completo todos los aceites de vegetales de mi dieta. En enero nos mudamos a la República de Panamá. Estando en el ecuador, estaba curiosa para ver cómo reaccionaría al sol. Me mudé de Florida donde el sol es muy fuerte. Allá me pasaba hora y media en la alberca sin lociones. No me quemaba. En ese entonces mi hija no tomaba el aceite virgen de coco y se iba a la playa con 50SPF. Se quemaba en 45 minutos.

El último fin de semana llevamos a un visitante en un viaje en barco a una isla cercana. Uso 50SPF y mi hija también (ahora un mes

tomando el aceite virgen de coco) no uso nada durante el día. Nuestro invitado se quemó y nosotros no.
RB

Necesito agregar unas palabras de advertencia. El aceite virgen puro de coco sirve bien como protector de sol. Sin embargo, debe asegurarse de que sea aceite virgen *puro* de coco y no una mezcla de aceite coco con otros aceites, especialmente aceites poli no saturados tales como los de "safflower", soya, girasol, o aceites de elote. Estaos aceites, cuando se aplican tópicamente aceleran los efectos dañinos de la radiación UV y rápidamente quema la piel.

Yo tuve una experiencia personal. Yo nunca uso loción protectora. Sólo uso el aceite de coco y funciona muy bien. Tengo la tez blanca y me quemo muy fácilmente. En un día caliente me quemo si estoy afuera por más de 30 minutos. Si me pongo aceite de coco en mi piel me puedo quedar en el sol por cinco o seis horas sin tener que ponerme más del aceite y no tengo problemas con el sol. He usado el aceite de coco por muchos años como loción protectora.

En un viaje reciente tuve la oportunidad de nadar en la playa. No tenía aceite de coco y no quería usar lociones del sol. Busqué aceite de coco en las tiendas locales y encontré a alguien que vendía jabones, aceites y lociones de coco. Qué alegría encontrar una botella de aceite de coco. Me fijé en los ingredientes y decía "aceite puro de coco y vitamina E", ¡eso es! Me suena bien, la vitamina E es un antioxidante que ayudaría a protegerme de las quemaduras del sol con el aceite de coco. Lo compré.

Cuando llegamos a la playa empecé a ponerme una cantidad generosa del aceite en todas las partes expuestas de mi cuerpo. Desde el principio me di cuenta de algo diferente del aceite. Mientras me lo ponía me di cuenta que no lo absorbía como el aceite virgen de coco lo hacía normalmente. Era más grasoso y se quedaba encima de mi piel. El aceite de coco normalmente se absorbe en el cuerpo y no deja la piel grasosa. Si aplica demasiado en una parte del cuerpo se puede untar a otras partes de la piel hasta que todo se absorbe. Pero esto aceite no hacía eso. Se sentía más como un aceite para cocinar.

Estaba ansioso de ir a la playa así que no me fijé mucho en esto. Supuse que debió ser por la vitamina E que le agregaron. Salí al sol y nadé en el agua por 30 minutos y me empecé a sentir incómodo. Mi piel se sentía que se quemaba, fue algo extraño porque nunca antes me había pasado esto al usar el aceite de coco. Continué unos 10 minutos más que tuve que encontrar sombra. Algo andaba mal. Mis brazos, piernas y espalda estaban rojos y me dolían mucho. Esta fue la primera quemadura que experimenté en años. De hecho, la quemadura era severa, más de lo que estaría por el tiempo que estuve en el sol.

Supe que algo no encajaba con el aceite que usé era muy aparente por mi reacción y la textura del aceite que no era aceite puro de coco. Aparentemente, algún tipo de aceite de vegetal poli no saturado había sido agregado. Esto es muy malo porque éste aumenta el daño causado por la quemadura del sol. Sé que algunos fabricantes inescrupulosos mezclaron el aceite de coco con los de otros vegetales que son más baratos y los venden como aceite virgen de coco. Otra posibilidad es que el fabricante no usó la vitamina E pura sino que usó una mezcla de la vitamina E y aceite de soya. La vitamina E se vende el farmacias y tiendas de alimentos naturales mezclados en una base de aceite de grano de soya. Es posible que el fabricante usó una base mezclando el grano de soya con vitamina E y la combino con el aceite de coco. De todas maneras, supe que el aceite contenía un porcentaje alto de aceite de vegetal poli no saturado. Esto me enseñó una gran lección. Necesito saber la fuente del aceite antes de usarlo como loción.

Le digo a la gente todo el tiempo que pueden usar el aceite de coco como loción natural, pero hay que tener cuidado, si usa un aceite impuro le puede causar quemaduras graves. Use sólo el aceite virgen de coco.

¿Cómo puede saber si la marca del aceite de coco es pura? Una manera es revisar el punto de fusión. El aceite puro de coco se derrite a los 77 grados Fahrenheit (24 grados C). A temperaturas más altas que esta se convierte en líquido. A temperaturas más bajas que estas se convierte en sólido. Si otro aceite se mezcla con él, el punto de fusión bajará. Por ejemplo, si el aceité se mantiene líquido en temperaturas más bajas de 76 grados F puede sospechar que ha sido adulterado. Dependiendo en la temperatura de la habitación puede tomarle varias horas para que el aceite de coco sólido se derrita o para que el aceite de coco líquido se solidifique.

También puede comparar un aceite de marca conocida con una desconocida. Póngalos lado a lado y déjelos juntos por lo menos por 24 horas. Si el aceite ha sido adulterado, la diferencia debe ser significante. Sin embargo todas las marcas pueden tener diferencias muy pequeñas. Otra manera de darse cuenta es poniéndose unas cuantas gotas del aceite en su brazo. Frote el aceite. El aceite de coco se absorbe después de unos minutos. Un aceite adulterado dejará el brazo grasoso por mucho tiempo.

Capítulo 7

✍

Una vida larga y sana

Mi historia

A través de este libro ha leído muchas historias de éxitos de gente que ha usado el aceite virgen de coco. Tengo una más que compartir con ustedes-mi historia.

Hace unos años intenté un experimento. Cuando estaba en mis años veinte me consideraba algo saludable. Casi nunca faltaba un día del trabajo por haberme enfermado, aunque iba a la oficina sintiéndome un poco mal. Si la enfermedad no era muy grave me iba hacia la oficina. ¿No lo ha hecho usted?

Si alguien me preguntara cuánto me enfermaba al año pensaría en los días que faltaba al trabajo. Parecían ser sólo dos o tres, si es que tantos. De alguna manera me olvidaba de los días que iba al trabajo consciente de que estaba combatiendo una enfermedad. De pura curiosidad decidí conducir un experimento.

Llevé un registro de cada enfermedad que tuve fuera al trabajo o no. Si sabía que estaba enfrentando una infección o si sentía que se acercaba una, o si sentía síntomas de alergia, lo escribía. Llevé un registro de síntomas, cuándo comenzaban y cuándo decaían. Cuando evalué el registro al fin de año me sorprendí. No creía lo que vi. Había sido un año normal para mí en cuanto a la salud, pero documenté 74 días de enfermedades de cualquier tipo. Estos no eran las simples dolencias de la vida diaria o del estrés, pero enfermedades. Continué este registro por seis años.

En ese entonces me enteré que ¡estaba enfermo un promedio de 54.5 días cada año! Esos parecen muchos pero estudios hechos por los Centros para el Control y Prevención de la Enfermedad han mostrado que el promedio de días fuera por enfermedad que cada persona experimenta cada año (en los EEUU) es 65. Así que yo estaba un poco mejor de lo que pensaba. Estos días incluían tanto las enfermedades graves como las más pequeñas, dolor de pansa, etc. Los cuales ignoramos y olvidamos. Si usted guarda un diario en detalle se sorprendería saber qué tan frecuente se siente enfermizo.

Los números de días que estaba enfermo me sorprendió porque todavía era joven y me consideraba más saludables que otros. Comía lo que yo consideraba una dieta balanceada que incluían muchas frutas y vegetales. Haga ejercicio fielmente un promedio de 4 días a la semana, no comía muchos dulces o golosinas. Siempre he creído en la salud natural y he intentado comer saludablemente. Entonces, ¿por qué me enfermaba muy frecuentemente?

Sí comí mucho aceite de vegetal, manteca, y margarina. Crecí comiendo estas grasas porque pensábamos que eran saludables. Ahora ya sé que no es así. Aún cuando empecé a rebajar la cantidad de grasa y aceite en mi dieta mi salud no mejoraba mucho.

Noté una mejoría cuando empecé a comer más verduras y frutas frescas y me esforzaba de eliminar la conveniencia y la comida chatarra. El gran cambio, sin embargo, ocurrió cuando cambié de comer los aceites de vegetales procesados y la manteca y empecé a tomar el aceite virgen de coco. Desde que uso el aceite de coco regularmente ¡el número de días enfermos que tenía al año bajo a cero! ¡Así es... nada de resfriados, o gripa, nada de dolores de panza, o de garganta, nada de fiebres, ni alergias, nada! No me he enfermado ni siquiera por un día desde hace años y he convivido con gente que ha estado muy enfermos y muy contagiosos.

Puesto que use el aceite virgen de coco casi exclusivamente en mi dieta yo creo que estoy protegido de muchas enfermedades infectantes y disfruto una salud digestiva mucho mejor que antes-dos beneficios mayores del aceite virgen de coco. Estoy totalmente libre de toda enfermedad degenerativa crónica. Mientras escribo este libro estoy en mis años cincuenta y disfruto mejor salud ahora que en cualquier otro tiempo de mi vida adulta. ¿Las propiedades curativas del aceite virgen de coco realmente funcionan? Creo que sí. Por qué entonces vengo de 54 días de enfermedades, cuando era joven y supuestamente saludable, a 0 hoy en di a la edad que tengo? He visto a mucha gente más joven que yo que ha muerto de enfermedades del corazón, cáncer, y otras enfermedades. Con la ayuda del aceite virgen de coco mi sistema inmune ha podido vencer cualquier microbio que cause enfermedades con los cuales he tenido contacto en los últimos 20 años y me he mantenido libre de enfermedades degenerativas.

Alguna gente expresa preocupaciones de tomar el aceite de coco porque el aceite de coco es alto en grasa saturada. Pero el aceite de coco se compone pronominadamente de de las grasas saturadas de cadena mediana que promueven la salud que protegen a uno de las enfermedades del corazón. La alta presión es uno de los factores de alto riesgo asociado con las enfermedades del corazón. Su asociación es más cercana a las enfermedades del corazón que al colesterol alto. A pesar de estar en los años cincuenta, puesto que tomo el aceite de coco tengo la presión de alguien en sus años 20 (110/60). Lo normal para un adulto saludable es 120/80. Para cuando llegue a los 60 años los doctores nos dicen que es típico que la presión suba hasta 130/90 o más, lo cual es casi muy alto. Mientras suba la presión, la salud cardiovascular empeora y el riesgo de las enfermedades del corazón y de un derrame cerebral sube. Puesto que tomo el aceite de coco, diez años más adelante seguiré teniendo la salud cardiovascular de uno en sus años veinte. El aceite de coco me protege de las enfermedades del corazón tal como protege a la población de las islas del pacífico quienes lo usan como parte de su dieta diaria.

Lo que ha hecho el aceite de coco por mí y por otros, lo podrá hacer por usted también. No tiene que seguir lo que yo diga ni lo que diga los testimonios de otros. Puede probarlo usted mismo. Sólo tiene que probarlo. Eso es todo. En cuanto comience a usar el aceite va anotar cambios en su salud y en su apariencia.

Usando el aceite virgen de coco

Le sugiero que use el aceite virgen de coco para todas sus necesidades de la cocina. Para un beneficio máximo le recomiendo que elimine todos los aceites de cocina, un poco de mantequilla o de aceite virgen de aceite de oliva está bien pero prepare la mayoría de sus preparaciones con el aceite de coco.

También puede agregar el aceite virgen de coco a su dieta combinándolo con alimentos que no se preparan con aceite. Por ejemplo, puede ponerle una cucharada de aceite de coco a su arroz, a su sopa, a su curry, caldos, guisados, aún puede agregarlo a sus bebidas tibias. Hay cientos de formas de incorporar el aceite a su dieta. Mucha gente simplemente toma el aceite a cucharadas como un suplemento. Un aceite virgen de coco de buena calidad tiene un sabor leve de coco y a mucha gente le gusta cómeselo a cucharadas. La gente ha estado intentando de eliminar la grasa de sus dietas por tanto tiempo que muchas veces no saben cómo agregarla a sus alimentos. A algunos se les hace difícil incorporar las 2 o 4 cucharadas de aceite virgen de coco en sus dietas. Con esto en mente he proveído una manera simple para que la gente tome la cantidad que deben. He compuesto cientos de recetas en un libro llamado *The Coconut's Lover's Cookbook*. Con este libro no hay por qué no pueda tomar las cucharadas necesarias para su dieta cada día.

Sé que el aceite virgen de coco puede hacer una diferencia en su vida. Lo he visto en muchos otros. Me gustaría oír de usted. Escríbame y dígame cómo el aceite virgen de coco ha cambiado su vida. Puede escribirme a The Coconut Research Center, P.O BOX 25203, Colorado Springs, CO 80936, USA. Para más información del coco visite mi página en www.coconutresearchcenter.org.

Más estudios

Este libro es una corta introducción a los milagros del aceite virgen de coco basado en las experiencias y testimonios de gente ordinaria como usted y yo. Puesto que es corto sólo toqué en unos de los aspectos de la salud del aceite virgen de coco y sus usos. Hay mucho más que no cubrimos en este libro, información de enfermedades específicas, estudios médicos confirmando su efectividad, hechos históricos fascinantes, y detalles en cómo usar el aceite para cocinar y para tratar su piel.

Para una vista más a fondo de los varios aspectos de la salud del aceite de coco recomiendo que lea mis otros libros sobre el coco. Tengo cinco otros libros escritos específicamente acerca del coco. Cada uno es diferente. Aquí tiene una corta descripción de cada uno.

Terapia Cetogenica
La limpieza y la dieta de rejuvenecimiento cetogenicas

Spanish Language Edition of *Ketone Therapy*
Bruce Fife

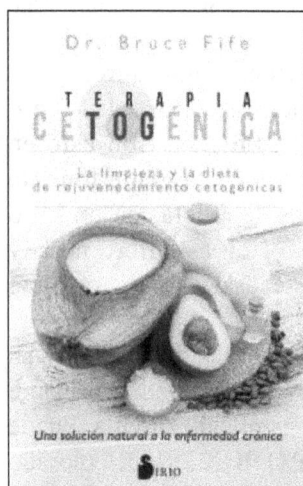

La dieta cetogénica es muy baja en carbohidratos, alta en grasas y moderada en proteínas. Esta dieta cambia el cuerpo a un estado metabólico natural y saludable conocido como cetosis nutricional.

En la cetosis, el cuerpo utiliza la grasa como su principal fuente de energía en lugar de glucosa. Parte de esta grasa se convierte en una forma alternativa de combustible llamada cetonas. Las cetonas son combustibles de alta potencia que aumentan la eficiencia energética y celular y activan enzimas especiales que regulan la supervivencia, la reparación y el crecimiento de las células. Cuando una persona está en cetosis nutricional, los niveles sanguíneos de cetonas se elevan a niveles terapéuticos. En respuesta, la presión arterial alta disminuye, los niveles de colesterol mejoran, la inflamación se reduce, los niveles de azúcar en la sangre se normalizan y mejora la salud en general.

Las dietas bajas en grasa han sido muy promocionadas durante las últimas décadas como la respuesta a la obesidad y las enfermedades crónicas. Sin embargo, ahora estamos más gordos y más enfermos que nunca. Obviamente, el enfoque bajo en grasa no ha funcionado. Nuestros cuerpos en realidad necesitan grasa para una salud óptima y funcionan más eficientemente usando grasa como combustible.

En este libro, descubrirá cómo las personas están usando con éxito la dieta cetogénica para prevenir y tratar enfermedades crónicas y degenerativas. La terapia con cetona está respaldada por décadas de investigación médica y clínica, y se ha demostrado que es segura y efectiva para el tratamiento de una variedad de problemas de salud, incluidos los siguientes:

- Enfermedad de Alzheimer
- Enfermedad de Parkinson
- Carrera
- Esclerosis múltiple
- Enfermedad del corazón
- Cáncer
- Diabetes
- Obesidad
- Síndrome metabólico
- Enfermedad de Crohn
- Colitis ulcerosa
- Artritis
- Síndrome del intestino irritable
- Glaucoma
- Degeneración macular
- Migrañas
- Trastornos del sueño
- Depresión

No se detiene allí. La investigación está descubriendo continuamente las condiciones que responden a la dieta cetogénica. Muchos problemas de salud que la ciencia médica ha considerado incurables o no tratables están siendo revertidos. Los medicamentos que alguna vez se utilizaron diariamente ya no son necesarios y están siendo desechados. La gente está descubriendo que una dieta simple pero revolucionaria basada en alimentos sanos y naturales y las grasas más promotoras de la salud está cambiando sus vidas de forma espectacular. Podría ser la clave para cambiar el tuyo también.

El Milagro Del Aceite De
Spanish Language Edition of ***The Coconut Oil Miracle, 5th Edition****
Bruce Fife

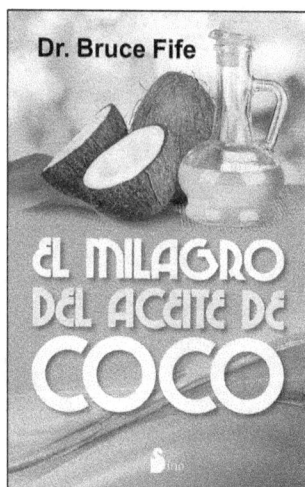

Este es el libro que comenzó la revolución del aceite de coco. Originalmente publicado en el año 2000 este libro fue el primero en revelar los beneficios saludables del aceite de coco al público. Revela las políticas detrás de la campaña del aceite de coco particionadas por las industrias que compiten y cómo la ciencia lo regresó a lo popular. En este libro aprenderá porqué el aceite de coco es considerado el aceite más saludable del mundo y cómo puede protegerlo de las enfermedades del corazón, la diabetes, influenza, herpes, Cándida, y aún el Sida.

*Antes se llamaba *The Healing Miracles of Coconut Oil*

EDITORIAL
SIRIO

Editorial Sirio
http://editorialsirio.com

El Coco Cura
Prevenir y tratar los problemas comunes de salud con coco

Spanish Language Edition of **Coconut Cures:**
Preventing and Treating Common
Health Problems with Coconut
Bruce Fife

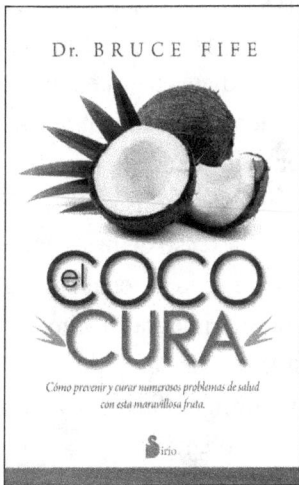

Este libro revela los beneficios de todo el coco-el aceite, la fruta, la leche, y el agua. Habla en detalle por qué el coco protege contra las enfermedades del corazón. Incluye una sección de recursos del A al Z donde explica cómo usar el coco para tratar ciertos problemas de la salud.

La Dieta Cetogenica Del Coco
Mejore su metabolismo, revitalice la función tiroidea y pierda el exceso de peso

Spanish Language Edition of
The Coconut Ketogenic Diet
Supercharge Your Metabolism, Re-
vitalize Thyroid Function, and Lose
Excess Weight
Bruce Fife

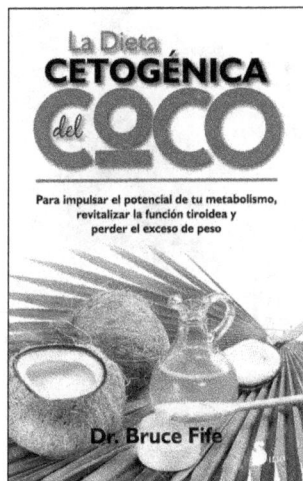

Ahora puedes disfrutar de alimentos sabrosos, con toda su grasa, y al mismo tiempo perder peso sin tener que contar calorías ni pasar hambre. El secreto es una dieta cetogénica alta en grasas. Nuestro cuerpo necesita grasa. La grasa es imprescindible para lograr una salud óptima y también es necesaria para perder peso de forma segura y natural. Durante las últimas tres décadas las dietas bajas en grasa han sido muy difundidas y, a consecuencia de ello, en este momento somos más obesos que nunca. Es evidente que algo no funciona en el enfoque «bajo en grasa». La solución a la actual epidemia de obesidad es la dieta cetogénica del coco. Este libro expone muchos mitos y errores frecuentes sobre las grasas y la pérdida de peso, y explica por qué las dietas bajas en grasa no funcionan. Revela también investigaciones de vanguardia sobre uno de los más emocionantes medios para perder peso: el aceite de coco, y también explica cómo usarlo para potenciar el metabolismo, elevar la energía, mejorar la función tiroidal y perder el exceso de peso. Este revolucionario programa de pérdida de peso ha sido diseñado para mantenerte delgado y sano con alimentos naturales integrales y grasas saludables, y ha logrado ayudar a quienes sufrían obesidad, diabetes, problemas cardiovasculares, bajo rendimiento tiroidal, fatiga crónica, hipertensión, colesterol elevado y muchas otras dolencias.

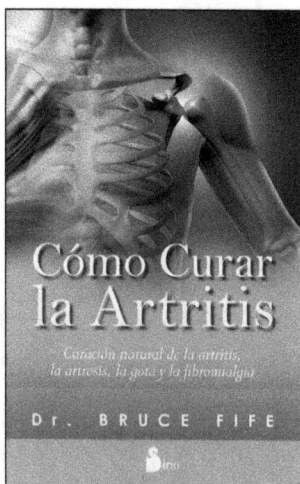

Como Curar la Artritis
Elimine la artritis y el dolor de fibromialgia permanentemente
Curacion Natural De La Artritis, La Artrosis, La Gota Y La Fibromialgia
Spanish Language Edition of *The New Arthritis Cure*
Bruce Fife

Este libro revela la verdadera causa de la artritis y de la fibromialgia, enfermedades que hasta ahora eran consideradas incurables. El motivo es que se desconocía su causa, y sin saber la causa es virtualmente imposible desarrollar una cura. Investigaciones médicas recientes han establecido claramente la conexión entre causa y efecto. Hoy se conoce la causa subyacente de las principales formas de artritis y de la fibromialgia, y sabemos que los medicamentos no son la solución. Sin embargo, existen terapias naturales que funcionan y pueden detener la progresión de la enfermedad posibilitando la recuperación y la regeneración. En este libro descubrirás investigaciones de vanguardia, casos fascinantes e inspiradoras historias de éxito personal. Descubrirás un enfoque totalmente nuevo para vencer la artritis y la fibromialgia denominado «plan de batalla contra la artritis». Y lo más importante: aprenderás los pasos que debes tomar para detener el proceso de la enfermedad y recuperar la salud.

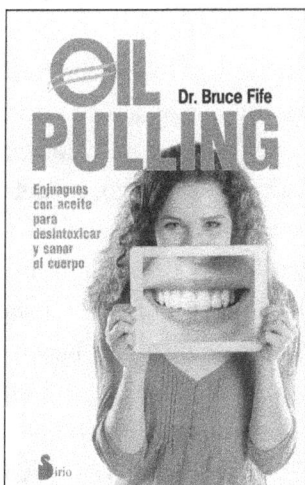

Oil Pulling
Enjuagues Con Acetie Para Desintoxicar Y Sanar El Cuerpo
Spanish Language Edition of *Oil Pulling Therapy*
Bruce Fife

Si te sangran las encías, tienes mal aliento, sufres de caries o dolor de muelas, necesitas leer este libro. Si padeces de asma, diabetes, artritis, dolores de cabeza o cualquier enfermedad crónica, este libro puede ser la solución que necesitas. Investigaciones recientes han mostrado la existencia de una relación directa entre la salud bucal y las enfermedades crónicas. Simplemente mejorando la salud de tus dientes y de tus encías podrás curar muchos problemas crónicos. El hilo dental, el cepillo y los enjuagues bucales no son la solución. Lo que realmente funciona son los enjuagues con aceite. Se trata de un método ancestral de limpieza bucal procedente de la medicina ayurvédica y es uno de los métodos más poderosos y efectivos de desintoxicación y sanación de la medicina natural.

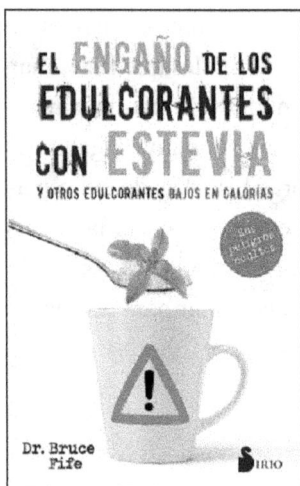

Engaño De Los Edulcorantes Con Estevia, El
Y Otros Edulcorantes Bajos En Calorias
Spanish Language Edition of ***The Stevia Deception***
Bruce Fife

A través del poder de la publicidad persuasiva y el marketing, nos han vendido la stevia como un edulcorante natural a base de hierbas, inofensivo y bueno para la salud. Se ha promocionado como la mejor alternativa al azúcar y a otros edulcorantes bajos en calorías, convirtiéndose en una industria multimillonaria. Sin embargo, el edulcorante de stevia que usted compra en la tienda no es inofensivo. Es un producto químico altamente refinado y purificado, con los mismos inconvenientes y peligros que el resto de edulcorantes artificiales. Esta obra es producto de una investigación del autor tras descubrir hechos perturbadores ocultos para el público, incluidos estudios que contradicen la seguridad del edulcorante y los beneficios asumidos. En este libro, aprenderá por qué nunca debe usar stevia si desea perder peso excesivo o controlar la diabetes, por qué todos los edulcorantes bajos en calorías son potencialmente peligrosos y qué opciones tiene disponibles.

S | EDITORIAL
SIRIO

Editorial Sirio
http://editorialsirio.com

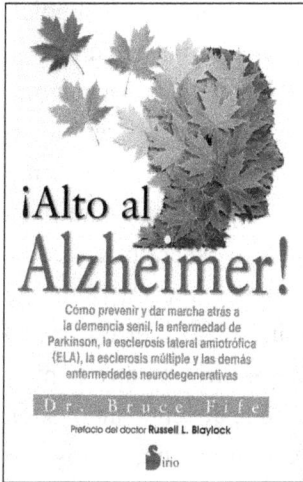

Alto al Alzheimer!

Cómo prevenir y revertir la demencia, el Parkinson, la ELA, la esclerosis múltiple y otros trastornos neurodegenerativos

Spanish Language Edition of *Stop Alzheimer's Now*

Bruce Fife

La demencia, el Alzheimer, el Parkinson y las demás enfermedades neurodegenerativas no forman parte del proceso normal de envejecimiento. No debes creer que cuando seas mayor vas a tener Alzheimer, pues el cerebro y la mente están diseñados para funcionar normalmente durante toda la vida, con independencia de cuánto viva la persona. Aunque el envejecimiento es un factor de riesgo en este tipo de enfermedades, ¡no es su causa! La demencia y los demás trastornos neurodegenerativos son procesos que se pueden prevenir y tratar. En este libro conocerás todo sobre el plan de batalla contra el Alzheimer, un programa que combina la terapia de cetonas con una dieta regeneradora del cerebro a fin de detener la enfermedad completamente y recuperar las funciones perdidas.

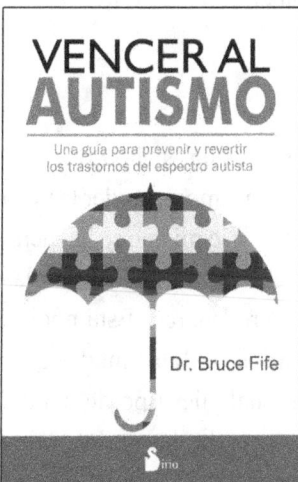

Vencer Al Autismo

Una Guia Para Prevenir Y Revertir Los Trastornos Del Espectro Autista (Spanish Language edition of *Stop Autism Now!)*

Bruce Fife

El autismo se ha convertido rápidamente en un problema mundial. Hace treinta años afectaba a 1 niño de cada 2.500. En la actualidad, a 1 de cada 88. ¿A qué se debe este astronómico incremento? La mayoría de los médicos no saben qué causa el autismo, ni cómo prevenirlo, ni cómo tratarlo. La única forma de tratamiento reconocida es enseñar a los afectados y a sus familiares a vivir con el problema. Para mitigar los síntomas se suelen prescribir antidepresivos, antipsicóticos y estimulantes, pero sin ofrecer ninguna posibilidad de cura, ya que se considera que el problema es para siempre. Sin embargo, el autismo se puede prevenir y se puede tratar con éxito sin utilizar medicamentos. Este libro describe un estilo de vida y un enfoque dietético innovador, que ha demostrado ser muy efectivo para revertir algunos de los más graves trastornos del desarrollo, llegando a permitir que el niño vuelva a la escuela y tenga una vida normal y productiva. Hay una solución. El autismo tiene cura.

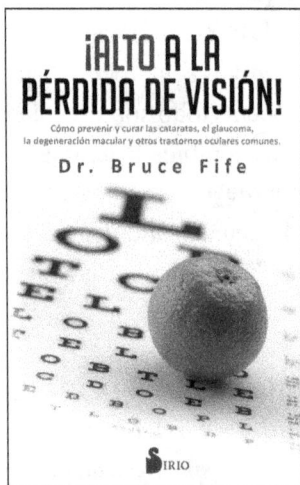

¡ALTO A LA PÉRDIDA DE VISIÓN!
Cómo prevenir y curar las cataratas, el glaucoma, la degeneración macular y otros trastornos oculares comunes.
Dr. Bruce Fife

ᔆIRIO

Alto A La Perdida De Vision
Coco prevenir y curar las cataratas, el glaucoma, la degeneracion macular y otros trastornos oculares communes Spanish language Edition of *Stop Vision Loss Now*!
Bruce Fife

Durante años se nos ha hecho creer que una vez que comenzamos a perder la vista ya no se recupera. Y lo mismo se ha dicho siempre sobre el cerebro: que las células cerebrales no se regeneran. Esta noción tampoco es cierta. De hecho, el cerebro contiene células madre que, cuando se activan, pueden transformarse en cualquier tipo de célula. El proceso por el cual se regeneran las células cerebrales se denomina neurogénesis. Al igual que otras células nerviosas del cerebro, la retina se puede curar, recuperando con ello la vista. A pesar de que en el campo de la medicina no existe ninguna cura para la mayoría de los trastornos oculares, el doctor Fife nos presenta en este libro un tratamiento que puede ser de gran ayuda (él mismo logró revertir por completo su glaucoma). Este tratamiento no depende de medicamentos, cirugía o ningún otro tipo de intervención médica; está basado únicamente en la dieta. El programa dietético basado en el aceite de coco que se describe en este libro puede ayudar potencialmente a prevenir y revertir muchos de los problemas más comunes relacionados con la vista, incluyendo: Glaucoma Cataratas Degeneración macular Retinopatía diabética Síndrome de ojo seco Síndrome de Sjögren Neuritis óptica Conjuntivitis (ojo irritado) ¡Alto a la pérdida de visión! ofrece una esperanza tanto a aquellas personas que ya padecen estas enfermedades como a quienes están en riesgo de desarrollarlas.

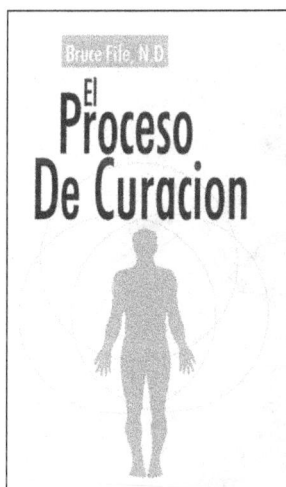

El Proceso De Curation
Bruce Fife

En este libro aprenderá a distinguir entre una crisis de curación y una crisis de enfermedad.

Todos los tratamientos de salud naturales, ya sea que impliquen cambios en la dieta, suplementos vitamínicos o de hierbas, terapias de desintoxicación o trabajo corporal, se enfocan en eliminar la enfermedad que causa que los agentes usen el propio poder de curación del cuerpo. Este proceso a menudo provoca una reacción desagradable conocida como la "crisis de curación". A diferencia de una crisis de enfermedad (enfermedad), la crisis de curación es un signo de mejora de la salud.

En este libro aprenderá a distinguir entre una crisis de curación y una crisis de enfermedad. Aprenderá cómo funciona la curación, qué hacer y qué no hacer para facilitar la curación, y cómo hacer frente a los síntomas desagradables hasta que la crisis haya terminado. Si se somete a algún tipo de programa de curación natural, debe estar bien informado sobre los síntomas y procesos de la crisis de curación. Este libro lo guiará a través del proceso de curación natural.

"La crisis de curación es un esfuerzo en los órganos para volver a ser nuevos y fuertes. Aunque puede parecer una crisis de enfermedad, no durará tanto ni se convertirá en otra enfermedad. En cambio, traerá una salud renovada ".

-Bernard Jensen, D.C., Ph.D.

Sobre el Autor

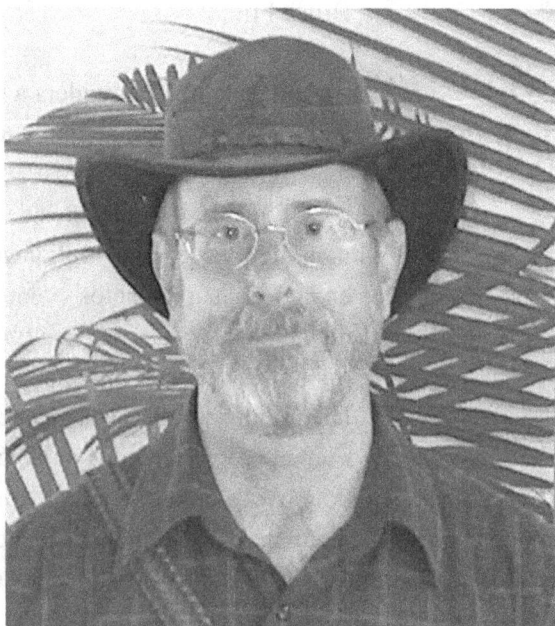

El Dr. Bruce Fife, C.N., N.D., es autor, conferenciante, nutricionista certificado y médico naturópata. Ha escrito más de 20 libros, entre los que se incluyen Coconut Cures, The Coconut Oil Miracle y The Coconut Ketogenic Diet. Él es el editor y editor del boletín Healthy Ways. Es el presidente del Coconut Research Center (www.coconutresearchcenter. org), una organización sin fines de lucro cuyo objetivo es educar al público sobre la salud y los aspectos nutricionales del coco. El Dr. Fife fue el primero en reunir la investigación médica sobre los beneficios para la salud del aceite de coco y presentarla en un formato comprensible y legible para el público en general. Es reconocido internacionalmente como la autoridad líder mundial en los aspectos de salud del coco. Como tal, viaja por todo el mundo educando a profesionales médicos y laicos por igual sobre las maravillas del coco. Por esta razón, a menudo se le conoce como el "coco gurú" y muchos lo llaman respetuosamente "Dr. Coco."

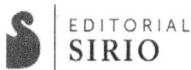

S | EDITORIAL
SIRIO

Editorial Sirio
http://editorialsirio.com

P B

Piccadilly Books, Ltd.
www.piccadillybooks.com